ESSAI

SUR LA

PÉRIOSTITE, L'OSTÉITE ET LA MÉDULLITE

SPONTANÉES ET AIGUES

DE LA

SECONDE ENFANCE ET DE L'ADOLESCENCE

ABCÈS SOUS-PÉRIOSTIQUES — DÉCOLLEMENTS ÉPIPHYSAIRES
OSTÉITE ÉPIPHYSAIRE DES ADOLESCENTS
PÉRIOSTITE PHLEGMONEUSE DIFFUSE
OSTÉITE JUXTA-ÉPIPHYSAIRE — OSTÉOMYÉLITE

PAR

Joseph REBOUD,
Docteur en Médecine de la Faculté de Paris,
Médecin stagiaire du Val-de-Grâce,
Lauréat de l'Ecole de médecine de Grenoble (1er prix 1874-75).

PARIS
A. PARENT, IMPRIMEUR DE LA FACULTE DE MÉDECINE
29-31, RUE MONSIEUR-LE-PRINCE, 29-31

1879

ESSAI

SUR LA

PÉRIOSTITE, L'OSTÉITE ET LA MÉDULLITE

SPONTANÉES ET AIGUES

DE LA

SECONDE ENFANCE ET DE L'ADOLESCENCE

ABCÈS SOUS-PÉRIOSTIQUES — DÉCOLLEMENTS ÉPIPHYSAIRES
OSTÉITE ÉPIPHYSAIRE DES ADOLESCENTS
PÉRIOSTITE PHLEGMONEUSE DIFFUSE
OSTÉITE JUXTA-ÉPIPHYSAIRE — OSTÉOMYÉLITE

PAR

Joseph REBOUD,
Docteur en Médecine de la Faculté de Paris,
Médecin stagiaire du Val-de-Grâce,
Lauréat de l'Ecole de médecine de Grenoble (1e prix 1874-75.

PARIS
A. PARENT, IMPRIMEUR DE LA FACULTE DE MÉDECINE
29-31, RUE MONSIEUR-LE-PRINCE, 29-31

1879

A LA MÉMOIRE DE MON PÈRE ET DE MA MERE

A MES ONCLES

VICTOR REBOUD

Docteur en médecine,
Médecin-major de 1re classe au 3e tirailleurs algériens,
Officier de la Légion d'honneur et de l'instruction publique,
Membre des sociétés de botanique de France et du Dauphiné,
Membre correspondant de la Société archéologique de Constantine.

ALEXANDRE REBOUD

Licencié en droit,
Avoué près le Tribunal de Saint-Marcellin (Isère).

A MES TANTES CÉLINE ET AUGUSTINE

Hommage de reconnaissance et d'affection

A MES AMIS

A MES ANCIENS MAITRES DE L'ÉCOLE DE GRENOBLE

MM. LES DOCTEURS CORCELLET ET TUREL

Chirurgiens en chef de l'hôpital.

A M. LE DOCTEUR GIRARD

Ancien interne des hôpitaux de Paris

A MON PRÉSIDENT DE THÈSE

M. LE PROFESSEUR TRÉLAT

ESSAI

SUR LA

PÉRIOSTITE, L'OSTÉITE ET LA MÉDULLITE

SPONTANÉES ET AIGUES

DE LA

SECONDE ENFANCE ET DE L'ADOLESCENCE

ABCÈS SOUS-PÉRIOSTIQUES — DÉCOLLEMENTS ÉPIPHYSAIRES
OSTÉITE ÉPIPHYSAIRE DES ADOLESCENTS
PÉRIOSTITE PHLEGMONEUSE DIFFUSE
OSTÉITE JUXTA-ÉPIPHYSAIRE — OSTÉOMYÉLITE

Loin de nous la pensée de vouloir ajouter un nom nouveau à une maladie qui en possède déjà trop, preuve irrécusable que nul ne peut lui être exactement appliqué, Nous ne voulons qu'étudier dans ce travail, que nous nous efforcerons de rendre le moins imparfait possible, si cette affection, dont les dénominations sont si différentes, les formes multiples, peut être représentée par un seul mot, ou bien, si renfermant en elle-même plusieurs lésions, nous devons donner à chacune d'elles le nom qui lui convient. En d'autres termes, s'il y a lieu de décrire sous un même nom des affections qui ont des caractères communs, mais aussi des caractères différentiels.

Les travaux faits sur ce sujet sont nombreux, tous ou à peu près tous en font une maladie unique, dans son siége comme dans sa nature. Nous ne voulons pas faire de la lésion une étude complète qui nous réduirait trop souvent au rôle de copiste.

Nous nous occuperons spécialement de l'anatomie pathologique après avoir donné un aperçu historique et dit quelques mots de l'étiologie.

Tel est notre projet, nous ne nous dissimulons point la difficulté de notre tâche. On ne joue pas sur une question qui, depuis 25 ans, divise en plusieurs camps nos praticiens les plus expérimentés et nos savants les plus illustres. Nous ne marcherons jamais qu'appuyé sur des faits, puisque c'est à la clinique seule que nous devons demander des données certaines.

Puisse notre travail jeter un peu de lumière et mériter l'indulgence de nos juges.

Qu'il nous soit permis, en commençant, d'exprimer notre sincère gratitude à M. le Dr Girard, professeur à l'École de médecine de Grenoble, qui nous a initié aux secrets de l'art de soulager et de guérir et à qui nous devons le sujet de cette dissertation inaugurale. Nous le prions de recevoir ici les remerciements d'un élève reconnaissant.

HISTORIQUE.

Il ne faut pas fouiller bien loin dans les annales de la chirurgie pour trouver l'origine historique de l'affection dont nous nous occupons. En 1833, Graves, de Dublin, dans ses cliniques sur la périostite suppurée aiguë, mentonnait en passant sa plus grande fréquence chez les enfants sans y attacher plus d'importance. Roux, en 1837, signalait dans ses leçons des abcès profonds, siégeant autour des os longs du membre inférieur, spéciaux aux jeunes gens, et regrettait de ne pas trouver dans les auteurs une étude particulière de ces lésions. Morven-Smith, de Baltimore, en 1839, publiait quatre observations qui sont consignées dans les Archives générales de médecine de cette époque, et Weir, chirurgien de Glascow, en 1850, grossissait ce nombre, en même temps que Jobert de Lamballe en parlait dans ses cliniques sur la périostite aiguë.

« Elle a échappé longtemps à l'attention des cliniciens et à celle des auteurs, dit Gosselin (1), par la raison toute simple qu'elle ne rentre que dans sa période ultime dans l'une ou l'autre des maladies que l'on décrivait alors sous les noms de carie ou de nécrose, et que quelquefois, et ne rentre jamais ni dans l'une ni dans l'autre. » Gerdy, en 1853, dans son mémorable travail sur la périostite et la médullité des os longs, étudia surtout ces affections dans leur forme traumatique.

Ce n'est guère que cette même année, grâce aux travaux de Chassaignac, à Paris, et de Schutzemberger, à Strasbourg, que commence vraiment l'histoire des lésions du système osseux de la seconde enfance et de l'adolescence. Pour mettre plus de méthode dans cette énumération, voici le plan que nous nous sommes proposé de suivre. Considérant que notre thèse est surtout un travail d'anatomie pathologique, c'est à ce point de vue que nous nous plaçons pour cette étude : nous ferons donc l'histoire de cette lésion en suivant l'ordre anatomique des tissus que les différents auteurs ont donnés successivement pour siége primitif de l'inflammation, tout en tenant compte, bien que d'une manière secondaire, de l'ordre chronologi-

(1) Dictionnaire en 30 vol., ostéite spontanée.

que qui n'est point aussi sacrifié que l'on pourrait le croire au premier examen.

En 1853, le professeur Schutzemberger (1), dans ses cliniques, décrit sous le nom de *périostite aiguë* une affection fréquente chez les adolescents, ayant pour siége primitif le périoste, et de là gagnant rapidement l'os et la moelle : affection se présentant avec une marche et des symptômes spéciaux. Ces opinions, publiées dans la *Gazette médicale* de Strasbourg en 1856, fournirent les matériaux de plusieurs thèses importantes. Krug-Basse (2), dès 1853, fait un travail sur la périostite aiguë où il confond d'un bout à l'autre la périostite spontanée et la périostite traumatique : la périostite de l'enfant et de l'adulte. « Pour ce qui est de l'âge, dit-il, la forme scrofuleuse doit être plus fréquente chez les enfants, la forme syphilitique chez les adultes. »

Cinq ans plus tard, Bœckel (3), dans son travail sur la *périostite phlegmoneuse*, s'en tient aux idées émises par Schutzemberger; pour lui, comme pour son maître, la périostite précède l'ostéomyélite ; l'affection marche toujours de dehors en dedans. Je ne cite que pour être complet la thèse de M. Hédoin (4), qui ne tient compte ni de l'âge ni de la forme particulière de cette lésion. J'en dirai autant de celle de Wormser.

Puis vient Giraldès (5) qui ajoute un mot nouveau aux dénominations précédentes et appelle la maladie, *périostite phlegmoneuse diffuse*. Le périoste est, selon lui, le

(1) Gazette médicale de Strasbourg, 1856.

(2) Krug-Basse. De la périostite aiguë. Thèse de Strasbourg, 1853.

(3) Bœckel. De la périostite phlegmoneuse. Gazette médicale de Strasbourg, 24 fév. 1858.

(4) Hédoin. De la périostite, thèse de Strasbourg, 1858.

(5) Giraldès. Leçons cliniques, 1869, p. 588.

seul atteint primitivement et joue le rôle essentiel; la lésion gagne de proche en proche, de l'extérieur au centre de l'os; l'ostéite épiphysaire et les décollements des cartilages ne sont que de simples complications.

Louvet (1), en 1867, dans sa thèse sur la périostite phlegmoneuse diffuse, adopta entièrement les opinions de Giraldès, tout en spécifiant davantage le siége et la nature. Le blastème sous-périostal est le corps du délit. « Ses éléments sont composés de grosses cellules à noyau, destinées à devenir des ostéoplastes et agglutinées par une matière molle qui deviendra bientôt le siége des incrustations calcaires. Quelle que soit l'origine de ces cellules, moelle ou périoste, il paraît démontré qu'elles sont susceptibles de subir, sous l'influence de l'irritation, des transformations remarquables; si l'irritation est très-marquée, comme il arrive toujours au point primitivement malade, la cellule deviendra un globule de pus, et l'abcès sera rapidement constitué aux dépens de cette couche incessamment renouvelée. Si l'irritation est faible, comme on l'observe au pourtour du siége primitif du mal, il y aura seulement surexcitation de la fonction et production, non de pus, mais de tissu osseux véritable, bien qu'un peu différent du tissu osseux normal. »

Il met, comme Giraldès, l'inflammation de l'épiphyse, le décollement du cartilage, ainsi que l'arthrite, au nombre des complications, Mais il ne fait pas assez ressortir que le jeune âge est une condition indispensable et non une simple cause prédisposante; aussi les faits qu'il cite, observés dans l'âge adulte, sont-ils loin d'avoir toute la netteté désirable, bien que souvent ils soient entourés de

(1) Louvet. De la périostite phlegmoneuse diffuse. Thèse de Paris, 1867.

circonstances qui peuvent, jusqu'à un certain point, rendre compte de cette différence.

Pour ce qui est des symptômes, comme la plupart de ceux qui ont étudié la question, il leur reconnaît deux éléments : l'un local et l'autre général.

« Le premier peut être rapporté à une inflammation portant sur le système osseux, mais dont le siége anatomique peut être déterminé.

« Le second, plus difficile à saisir, plus contestable, consiste en un ensemble de symptômes graves, donnant à la maladie un cachet spécial, qui ne permet pas de la confondre avec des inflammations simples et qui la place à côté d'affections dites générales. » Nous verrons plus loin si l'on doit admettre ce deuxième élément et si l'on ne peut trouver ailleurs l'explication de ces phénomènes graves.

Un an après la thèse de Louvet, parut celle d'Aubry (1), sur les fractures spontanées consécutives à la périostite phlegmoneuse diffuse. Cet auteur admet, avec Chassaignac, deux siéges primitifs, le périoste et la moelle, et fidèle à cette opinion il reconnaît les fractures consécutives à la séparation d'un séquestre considérable et celles qui sont la suite de l'amincissement de la paroi diaphysaire par l'ostéite. Ce ne sont pas, nous croyons pouvoir l'affirmer, les moins nombreuses ; que l'ostéite soit primitive ou secondaire; nous en rapportons un bel exemple recueilli dans la clientèle de M. le Dr Gérard.

Enfin la thèse de Martin, soutenue à Paris en 1869, vient fermer la liste et nous présente des idées nouvelles. A ses yeux l'inflammation frappe souvent en même temps le périoste, l'os et la moelle, et l'appareil typhoïde de la

(1) Aubry. Fractures spontanées consécutives à la périostite phlegmoneuse diffuse. Thèse de Strasbourg, 1868.

maladie est dû à la résorption des liquides toxiques produits sous le périoste.

Nous arrivons maintenant à une dénomination de transition qui n'avance rien qui ne soit exact mais qui tourne toutes les difficultés sans les résoudre. C'est Chassaignac (1) qui ouvre la marche, en 1859, dans son ouvrage sur les *abcès sous-périostiques*. « Il y a avantage au point de vue clinique, dit-il, à se tenir sur le terrain du fait anatomique, relatif au siége de la collection purulente, sans embrasser une question de pathogénie aussi épineuse que celle qui se rapporte à la source même de la suppuration. » Il n'en est pas moins vrai que cet illustre chirurgien a eu le mérite de fixer les esprits sur des formes cliniques dont on ne s'occupait pas avant lui et de préparer ainsi les travaux ultérieurs qui se sont produits sur ce sujet. Il vit, du premier coup d'œil, plus loin que la plupart de ses successeurs et ses ouvrages renferment une grande partie de la vérité, sinon la vérité tout entière.

Se plaçant, comme il le dit, au point de vue clinique, il appelle « abcès sous-périostiques ces collections purulentes, quelquefois considérables, qui, s'accompagnant de symptômes généralement graves, se forment entre l'os et le périoste dans l'espace de quelques jours ou tout au plus de quelques septénaires. » Cette dénomination, comme la précédente, a le tort de n'être applicable qu'à une variété; elle ne comprend pas même tous les cas de périostite, puisque celle-ci peut ne pas arriver à la suppuration et se faire par la face externe de la membrane et donner lieu à des abcès sus-périostiques. Au nombre des complications Chassaignac met les abcès articulaires, le décollement des épiphyses comme le firent plus tard Giraldès et

(1) Chassaignac. Traité de la suppuration et du drainage, 1859.

Louvet. Nous ferons à son ouvrage le même reproche qu'à celui de ce dernier auteur : c'est de parler de cette affection, comme d'une maladie ordinaire, plus fréquente chez les enfants, mais ne leur appartenant pas en propre. Nous parlerons en temps et lieu de l'ostéomyélite de Chassaignac.

Cette même voie fut suivie par Augé (1), en 1862, dans son essai sur les abcès sous-périostiques et, en 1867, Masse (2), dans un travail semblable, insistait sur les phénomènes typhiques qui les accompagnent. Pour cet auteur, on peut supposer que les affections du périoste sont plus communes que celles de l'os lui-même, que souvent elles les accompagnent et presque toujours les précèdent.

C'est la même théorie que soutient dans un travail important l'auteur qui va suivre; avec cette différence cependant que le mot bien innocent d'abcès sous-périostiques n'accuse personne et que Gamet (3), en 1862, dans sa thèse sur l'*ostéo-périostite juxta-épiphysaire*, prend à parti et le périoste et l'os. Il considère comme contemporaines l'inflammation du périoste et celle du tissu osseux « mais tandis que d'une part la phlogose trouve une membrane peu épaisse et superficielle, de l'autre elle trouve un tissu dense et plus profond, se prêtant peu aux affections aiguës; elles marchent plus rapidement d'un côté que de l'autre et la périostite peut être très-évidente à un moment où l'ostéite est difficile à constater. »

Il donne pour siége à cette inflammation ostéo-périostique « cette espèce d'amphiartrose qui unit l'épiphyse à la diaphyse. » Le qualificatif juxta-épiphysaire montre

(1) Augé. Essai sur les abcès sous-périostiques aigus. Thèse de Paris, 1862.

(2) Masse. Abcès sous-périostiques. Thèse de Paris, 1867.

(3) Gamet. Ostéopériostite juxta-épiphysaire. Thèse de Paris, 1862.

bien que les jeunes sujets seuls sont aptes à contracter la maladie, qu'elle est liée à l'accroissement des os et survient à un âge où les extrêmités diaphysaires jouissent d'une grande vitalité.

En progressant toujours vers l'intérieur, nous arrivons à l'*ostéite épliphysaire aiguë des adolescents* de M. Gosselin; c'est en 1858 que parut dans les Archives de médecine le travail de ce savant auteur. Ce fut après l'observation de trois cas graves, qui fort heureusement ne forment pas la majorité, qu'il adopta cette dénomination, et tira les conclusions de son ouvrage. Suivant lui on ne peut admettre le nom d'abcès sous-périostiques puisque la suppuration occupe les profondeurs de l'os et non pas seulement la couche sous-périostale ; que d'ailleurs le périoste est détruit et non pas décollé; il l'appellerait plus volontiers ostéomyélite, mais il réserve ce mot pour les inflammations du canal médullaire de la diaphyse qui n'est pas nécessairement envahi par la suppuration. Il veut d'ailleurs bien indiquer que le point de départ de la maladie est dans l'exagération du travail nutritif, à la jonction de l'épiphyse et de la diaphyse, au moment de l'accroissement des os et montrer en même temps la période de la vie à laquelle se fait cette exagération. Nous devons ajouter cependant, pour être juste, que tout dernièrement, dans son article sur l'ostéite spontanée, publié dans le dictionnaire en 30 volumes, M. Gosselin s'est défendu d'avoir voulu donner à la maladie ce point de départ unique; il ne considère le travail physiologique qui s'opère au niveau du cartilage épiphysaire que comme une cause prédisposante qui n'existe pas chez l'adulte et ne prétend pas dire que l'inflammation débute toujours par là. Il n'en reste pas moins vrai que, vu l'immense autorité de son auteur, cette dénomination a dans la science de profondes racines qu'il importe de détruire et nous aurions peut-être reculé devant cette tâche si nous n'avions pas su avoir comme auxiliaire M. Gosselin lui-même.

En 1868, Droin (1) termine son travail sur l'ostéo-périostite en concluant que cette lésion chez les adultes ne ressemble en rien à celle des enfants quant au début de la maladie et à la marche des symptômes ; mais il n'avance rien sur la localisation de la maladie. Sales (2), trois ans après, s'occupe de la marche et du traitement de l'*ostéo-périostite diaépiphysaire suppurée de l'adolescence* et regarde le cartilage diaépiphysaire comme étant le point de départ de l'inflammation osseuse.

Nous croyons devoir placer ici les *décollements épiphysaires* de Klose (3), de Breslau ; cet auteur décrit sous ce titre une inflammation suppurative de l'extrémité des os longs, dans laquelle outre les symptômes généraux, les collections purulentes, les nécroses ou mise à nu de l'os qu'avait signalées Chassaignac, on constate un décollement des épiphyses dû à la disparition du cartilage épiphysaire. Cette dénomination est vicieuse à plus d'un titre, puisque d'une part elle repose sur un fait d'anatomie pathologique qui n'est qu'une complication fort rare et que d'autre part elle ne dit rien ni sur le siége ni sur la nature de l'affection.

Il y a quelques années, en 1870, Sésary soutient une thèse sur l'*ostéite aiguë des enfants et des adolescents*, affirmant hautement par là la condition d'âge indispensable. Le blastème, le tissu embryonnaire qui enveloppe toute la diaphyse aussi bien par la face profonde du périoste que

(1) Droin. Ostéopériostite. Thèse de Paris, 1868.

(2) Sales. Ostéopériostite diaépiphysaire. Thèse de Paris, 1871.

(3) Klose. Décollements épiphysaires. Archives générales de médecine, 1858.

par la couche celluleuse qui sépare le cartilage diaphysaire de l'os, à tissu conjonctif formé d'un réseau de fibres élastiques entre les mailles duquel se voient des cellules et une substance particulière paraissant appartenir au tissu embryonnaire, qui pénètre par les canaux de Havers et se continue dans la moelle par des éléments semblables, enveloppant ainsi la diaphyse dans une atmosphère spéciale, est le siége primitif de l'inflammation. Quand celle-ci marche rapidement et l'envahit tout entier avec un accompagnement de symptômes graves, c'est de l'ostéite aiguë. « Dans les cas moins violents, mais qui méritent encore l'épithète d'aigus, le processus inflammatoire est localisé en un point de l'os ; c'est toujours le même tissu qui en est le siége, mais il reste toujours confiné au point où il s'est déclaré d'emblée. On voit alors une suppuration du canal médullaire, c'est l'ostéo-myélite de Chassaignac, du tissu embryonnaire qui avoisine le cartilage de conjugaison, c'est la périostite phegmoneuse de Schutzemberger, l'ostéite juxta-épiphysaire de Gamet, l'ostéite épiphysaire de M. Gosselin, le décollement de Klose. »

Spillmann, dans son travail sur la revue critique des différentes formes de l'ostéité aiguë, publié dans les Archives générales de médecine, en 1873, admet la même division : « 1° Ostéite aiguë typhique » symptômes graves, mort à bref délai ; « 2° Ostéite aiguë inflammatoire » moins grave que la précédente mais pouvant le devenir, caractérisée surtout par son passage possible à l'état chronique.

L'ouvrage de Culot (1) sur l'inflammation primitive de la moelle des os diffère seulement par le nom de celui de Sésary. Ce que l'un appelle tissu embryonnaire, blastème,

(1) Culot. De l'inflammation primitive aiguë de la moelle des os. Thèse de Paris, 1871.

l'autre le nomme tissu médullaire, moelle. « Les phénomènes inflammatoires commencent par la moelle osseuse contenue sous le périoste et de là se propagent dans les canalicules du tissu compacte, les cavités du tissu spongieux, la moelle centrale. » Comme on peut le voir, c'est une question de mots.

Il est enfin une dénomination assez généralement admise; c'est celle d'*ostéomyélite*. Dés 1831 Raynaud, dans un travail important sur l'inflammation du tissu médullaire des os longs, adoptait ce mot pour indiquer une inflammation qui envahit toutes les parties constituantes de l'os et notamment le canal médullaire ; mais il ne s'occupait que de l'ostéomyélite traumatique.

En 1858, Chassaignac, qui ne pouvait admettre une identité complète entre l'abcès sous-périostique et ces cas graves où l'os et la moelle sont enflammés, donna le nom d'ostéomyélite à ces derniers. C'est alors que l'inflammation commence par la moelle, gagne l'os et le périoste. Il admet pourtant, mais comme exceptionnelle, la propagation en sens inverse, du périoste à la moelle. Depuis cette époque le mot d'ostéomyélité, adopté par les uns, réjeté par les autres, a surtout servi à dénommer des lésions traumatiques et les cas les plus graves de la lésion qui nous occupe ; c'est là en effet son véritable emploi. C'est dans ce sens qu'il a été accepté par M. Gosselin qui en fait la principale complication de son ostéite épiphysaire aiguë, parce que c'est là qu'est la source principale des septicémies consécutives mortelles.

Cette année même, M. le professeur agrégé Lannelongue, dans un mémoire lu à l'Académie de médecine le 28 du mois de mai, va plus loin que tous ses prédécesseurs et affirme, entre autres conclusions sur lesquelles nous reviendrons, que « l'affection décrite par les auteurs sous les noms de nécrose aiguë, de périostite aiguë, phlegmoneuse, ostéite épiphysaire n'est en réalité qu'une ostéo-myélite aiguë. »

Nous sommes à la fin de cette longue liste où sont écrits tant de grands noms; nous avons largement puisé dans leurs ouvrages pour combler les vastes lacunes de notre inexpérience. Ils ont apporté, chacun, plusieurs pierres à l'édifice; nous allons essayer dans la mesure de nos forces d'en augmenter le nombre.

ÉTIOLOGIE.

La plupart des auteurs qui se sont occupés de ces diverses affections ont mis l'âge au nombre des causes prédisposantes; nous ne croyons pas devoir suivre leur exemple. L'âge est à nos yeux plus qu'une prédisposition. C'est une cause indispensable, *sine qua non*, et ce n'est point une simple vue de l'esprit que nous soutenons ici; la clinique vient nous apporter des faits.

Nous avons recueilli cent quarante-neuf observations de diverses sources; le plus grand nombre nous a été fourni par les thèses où nous avons pris celles qui étaient personnelles à l'auteur; les autres nous viennent en partie des ouvrages de Chassaignac, Klose et M. le professeur Gosselin, en partie du Bulletin des Sociétés d'anatomie et de chirurgie, des Archives générales de médecine et de diverses publications chirurgicales; douze n'ont pas été publiées, sur ce nombre déjà considérable, sept cas seulement se sont présentés sur des malades qui avaient dépassé les dernières limites que nous assignions à l'adolescence, c'est-à-dire l'âge de 22 à 25 ans, époque à laquelle l'accroissement du système osseux est terminé.

Que reste-t-il de ces sept observations, après examen? C'est, d'un côté, une femme en couche, âgée de 32 ans, présentant une suppuration osseuse qui doit sa gravité à l'état puerpéral; c'est, de l'autre, un tibia atteint d'ostéomyélite provenant du cadavre d'un homme de 25 à 30 ans. Deux appartiennent à Chassaignac; un homme de 35 ans éprouve, sans cause connue, une douleur dans la cuisse et un peu de fièvre; un abcès se forme et donne à son ouverture une grande quantité de sérosité mêlée d'un peu de pus; un autre, de 36 ans, qui présente un abcès de la fosse temporale sur la véritable nature duquel on peut concevoir quelques doutes. Nous devons avouer que les trois derniers cas sont inattaquables. L'un est rapporté par M. le professeur Verneuil dans le Bulletin de la Société de chirurgie, 1863; un second plus évident encore, dû à Ollier, est un sujet de 32 ans, adulte par l'âge mais adolescent par son système osseux, puisqu'il présenta un décollement épiphysaire. Le troisième, tiré de la thèse de M. Culot, homme de 29 ans présentant un abcès sous-périostique du fémur, paraît avoir les meilleures garanties. Mais trois cas sur ce nombre sont trois exceptions qui ne font que confirmer la règle. Parmi les observations nouvelles que nous apportons nous-même, l'âge varie entre un minimum de cinq ans et un maximun de vingt-deux.

C'est à cette période de la vie que la circulation des os est la plus active, car elle doit apporter les éléments nutritifs nécessaires non-seulement à leur réparation comme dans l'âge adulte, mais encore à leur accroissement en longueur et en épaisseur. Cette richesse et cette activité de la circulation osseuse nous expliquent la fréquence des inflammations qui frappent les os et leur enveloppe, le périoste; elles nous expliquent aussi la facilité avec laquelle ces inflammations se terminent par suppuration.

Si l'on injecte, dit M. Cruveilhier (1), les veines d'un membre de haut en bas (enfance), en poussant d'abord du mercure pour rompre leurs valvules, puis du vernis, on transforme le périoste en un véritable velours veineux; il semble qu'il n'y ait que des veines. Le périoste prend un aspect analogue à celui de la choroïde à la direction près des vaisseaux qui ici ne sont pas tortueux et concentriques, mais bien anastomosés. »

Cette disposition anatomique est, selon nous, comme l'âge qu'elle représente, la condition unique qui donne à la maladie son allure spéciale. C'est par elle seulement que diffèrent à nos yeux les maladies du système osseux des adolescents et des adultes; que des lésions identiques dans leur nature et dans leur siége ont des symptômes si divers, une marche et une terminaison le plus souvent bien différentes. Ajoutons à cela la présence d'un cartilage n'existant plus dans l'âge adulte qui est bien quelquefois le siége primitif de l'inflammation, mais que cette dernière trouve le plus souvent sur sa route et où elle s'installe comme en un lieu de prédilection pour amener des désordres qui dominent toute la scène par leur gravité.

Il reste à savoir si la maladie est plus fréquente chez l'enfant proprement dit que chez l'adolescent. Nous sommes déjà éclairés sur cette proportion relative par les statistiques données en 1870 et en 1872 par les Drs Sésary et Culot. Le premier a rassemblé 92 cas, dont 57 ont été observés sur des sujets de 12 à 19 ans. Sur 33 cas observés par lui-même à l'Hôtel-Dieu de Lyon, il arrive à la moyenne de 16 ans. Le second présente le tableau suivant portant sur 81 cas :

(1) Cruveilhier. Thèse de Paris, 1865.

Au-dessous de 10 ans.	29 cas.
De 10 à 14.	21 »
De 14 à 18.	33 »
De 18 à 19.	6 »
Au-dessus de 19. . . .	2 »

Nous avons réuni nous-même un certain nombre d'observations et nous sommes heureux d'arriver au même résultat. Sur 149 cas, nous avons trouvé une moyenne de 14 à 15 ans. 98 autres étudiés plus attentivement sont répartis ainsi qu'il suit :

Au-dessous de 5 ans.	4 cas.	Deuxième enfance. 19 cas.
A 5 ans.	1 »	
A 6 »	1 »	
A 7 »	2 »	
A 8 »	4 »	
A 10 »	5 »	
A 12 »	9 cas.	Adolescence. 67 cas.
A 13 »	6 »	
A 14 »	9 »	
A 15 »	13 »	
A 16 »	10 »	
A 17 »	11 »	
A 18 »	4 »	
A 19 »	5 »	
A 21 »	1 cas	12 cas.
A 22 »	1 »	
Au-dessus de 22 ans.	7 »	

Les observations nouvelles que nous apportons, au nombre de 12, sont comprises dans ce tableau. Il résulte de ces faits que ces affections sont de beaucoup plus fréquentes de 12 à 19 ans, c'est-à-dire pendant l'adolescence, que néanmoins elles se présentent assez souvent dans un plus bas âge et viennent justifier ainsi la dénomination que nous leur donnons.

A côté de l'âge, on a invoqué comme causes prédisposantes la scrofule, la syphilis et le rhumatisme. Ces causes générales, recherchées à tout propos, ne sont plus guère de mise aujourd'hui : Sésary et Louvet y attachent peu d'importance et Culot, tout en donnant la préférence à la syphilis, rejette une cause générale « qui est une hypothèse inutile. » C'est plutôt pour les maladies osseuses spontanées chroniques de cet âge que ces diathèses, la scrofule principalement, ont de la valeur. Pour avoir mêlé les cas aigus et chroniques, les anciens auteurs sont arrivés à reconnaître comme causes des maladies qui jouent un rôle bien secondaire. Si quelques malades ont ou ont eu les stigmates de la strume, combien d'autres sont vigoureux et bien constitués et ne deviennent pâles et chétifs qu'après de longs mois de suppuration nécessaires à l'élimination de séquestres que le chirurgien ne veut pas ou ne peut atteindre. La plupart des cas cités par Sésary venaient de sujets élevés à la campagne, dans les meilleures conditions hygiéniques. La syphilis tertiaire a des prédilections pour le système osseux, mais sa marche est insidieuse et ne revêt que bien rarement cette forme rapide qui est le caractère principal de ces affections. C'est tout au plus si nous devons accorder à ces deux maladies générales d'agir comme causes débilitantes en diminuant la résistance des sujets.

Nous devons faire une exception pour le rhumatisme. Si l'on entend par ce mot une sensibilité particulière aux impressions de froid se manifestant par des pyrexies graves, nous répétons ce que nous avons dit pour la scrofule et la syphilis ; mais on ne peut nier qu'un refroidissement brusque, le séjour prolongé dans l'eau ou la neige, dans un lieu froid et humide, ne soit le point de départ de l'inflammation du périoste. Ce n'est plus alors qu'une cause occasionnelle à ajouter à celles que nous allons énumérer.

Et n'est-il pas rationnel d'admettre que la grande partie des cas trop nombreux dont nous ignorons les causes doivent à une irritation de ce genre de venir compromettre une existence. C'est, en effet, sur les individus qui sont ls plus exposés aux variations atmosphériques que ces affections sont le plus souvent observées. Nous avons cherché le sexe dans 83 observations, tant étrangères que personnelles, et nous avons trouvé 71 garçons pour 12 filles; une fréquence sept fois plus grande chez des sujets masculins ne peut-elle pas s'expliquer par leur exposition presque continuelle aux variations de température, aussi bien qu'aux violences extérieures.

M. le professeur Gosselin (1) ne croit pas aux violences extérieures comme causes déterminantes. « Ces acccidents, dit-il, dans les cas où on les a invoqués, avaient été à peine remarqués des malades et avaient eu bien peu d'intensité comparativement aux effets graves observés ultérieurement. » Il est pourtant des faits qui ne laissent aucun doute sur ce point de la question. Un enfant bien constitué et vigoureux tombe sur le genou; le lendemain le point contus est très-douloureux ; la moindre pression arrache des cris, du pus se forme en abondance avec un accompagnement terrible de fièvre, insomnie, délire. Il est difficile, croyons-nous, de ne pas admettre l'influence du traumatisme. Quant à savoir pourquoi, chez ces mêmes sujets, des violences suivies de fracture ne sont que rarement

(1) Gosselin. Ouvrage cité.

accompagnées de symptômes fébriles et de suppuration, c'est différent; la raison néanmoins n'est pas assez plausible pour nier des faits de toute évidence et regarder comme sans influence sur le développement de la maladie des circonstances qui en sont souvent le point de départ. Sur 47 cas dont M. Culot a cherché les causes, 22 sont attribués à des violences extérieures, 12 au froid, 3 à la fatigue, 3 au froid et à la fatigue réunis, 6 semblent spontanés.

Une autre cause à laquelle M. Gosselin attache une plus grande importance et que l'on peut accuser fréquemment est le surmenage, de longues courses, une station verticale longtemps prolongée au moment où il se fait une poussée de croissance. Des enfants, et surtout des adolescents, surmenés par des travaux pénibles, ceux qu'on oblige à porter ou traîner des corps pesants ont été quelquefois pris de ces maladies.

Malgré tout, les cas dont les causes nous sont complétement inconnues restent encore les plus nombreux et sont alors vraiment spontanés bien qu'on ne puisse donner le nom de traumatiques à ceux qui ont une chute ou un coup pour origine. C'était un terrain tout préparé pour recevoir les hypothèses auxquelles on aime toujours à se livrer parce qu'elles satisfont l'esprit sans rien compromettre, quand en pratique on sait les négliger. Plusieurs auteurs considèrent ces inflammations osseuses comme de simples man festations d'une infection générale. Roser appelait la périostite phlegmoneuse « inflammation pseudo-rhumatismale des os, fièvre pseudo-rhumatismale ». Bœckel soutient une opinion semblable et Gamet, en 1852, dit dans sa thèse : « Ce que nous voulons avant tout est une infection antérieure qui préside aux manifestations locales. » Il est pour M. Gosselin une cause interne et de nature inconnue, expliquant l'ensemble des symptômes graves et qui pourrait bien être une viciation particulière du sang par une croissance trop rapide.

Pendant que nous écrivions ce travail, l'Académie de médecine, dans sa séance du 17 décembre 1878, a discuté le point de la question. M. Panas, au nom d'une commission dont il faisait partie avec MM. Richet et Gosselin, lit un rapport sur le travail de M. Lannelongue, intitulé de l'*ostéomyélite pendant la croissance*. Il admet une infection primitive du sang par des germes qui ont pu pénétrer par les diverses surfaces muqueuses dans les cas où l'ostéomyélite amène des accidents putrides, sans que la putridite, soit causée localement par l'action de l'air sur la moelle de l'os, mise à son contact.

Nous aurions mauvaise grâce en allant contre les décisions de juges aussi compétents, mais puisque la discussion est ouverte, qu'il nous soit permis de poser quelques questions. Que la décomposition putride des tissus mortifiés soit possible à l'abri du contact de l'air, comme le veut M. Panas et dans quelques conditions M. Jules Guérin ; comme le veut M. le professeur Verneuil dans un travail sur l'infection purulente, qu'elle ne puisse s'effectuer, comme le défendent M. le professeur Trélat, M. Bouley et M. Bouillaud, la question, au point où elle en est, nous importe peu. Mais si l'on admet une infection primitive, pourquoi ne pas le faire pour tous les cas, les légers aussi bien que les graves ? Comment expliquer cette absorption de germes dans les cas nombreux où les malades vivent en plein air, dans les meilleures conditions hygiéniques imaginables? Pourquoi cette infection choisit-elle toujours pour lieu d'évolution de ses phénomènes inflammatoires, le système osseux, presque toujours les mêmes os, exposés en général à l'action des agents extérieurs, où l'anatomie nous montre une circulation des plus actives, une couche sous-périostale plus développée et de nombreux siéges d'ossification? Pourquoi enfin ce siége est-il plus souvent le périoste, membrane externe, que la moelle organe profondément situé ?

ANATOMIE PATHOLOGIQUE.

Nous n'avons pas l'intention de faire la description complète de toutes les lésions que l'on rencontre à la suite de ces inflammations; nous n'avons, sur ce point, rien de nouveau à dire. Les travaux antérieurs ont mentionné, pour la plupart, tous les détails dans d'excellentes analyses. L'anatomie pathologique ne diffère d'ailleurs que par le degré de celle de l'âge adulte, de la périostite, de l'inflammation de l'os et de la moelle de Raynaud (1) et de Gerdy (2).

Mais la question de siége est moins généralement admise; ce lieu primitif de l'inflammation varie suivant les auteurs comme l'indiquent les nombreuses dénominations de la maladie qui le représentent. Chacun l'a placé d'après les caractères anatomiques ou cliniques qui ont prédominé dans les faits dont il a été témoin. Nous croyons pouvoir démontrer, à l'aide d'observations très-précises, très-nettes et très-concluantes, que le tort de chaque auteur en particulier, a été de donner un point de départ unique à des affections qui varient suivant la profondeur des parties envahies.

C'est en effet ce que nous voyons en jetant un regard

(1) Raynaud. Inflammation du tissu médullaire des os longs, 1831, Arch. gén. de méd.

(2) Gerdy. Périostite et médullite des os longs, 1853.

en arrière. Le périoste est enflammé, un abcès le sépare de l'os; c'est le périoste qui est toujours le premier atteint. (Schutzemberger, Bœckel, Giraldès, Sésary et Culot), l'accroissement du mouvement nutritif des extrémités osseuses joue un rôle important à cet âge, le cartilage est entouré de tissu embryonnaire tout disposé pour l'inflammation, c'est à ce niveau qu'elle siége toujours primitivement soit sous le périoste, soit entre le cartilage et l'os, soit enfin dans la moelle, l'os, le périoste tout à la fois (Gosselin, Klose, Ollier, Gamet, Sales). La moelle suppure, le périoste étant intact et l'os enflammé, l'affection a une origine médullaire, (Chassaignac, Lannelongue).

Nous croyons et nous espérons prouver que, pour être dans le vrai, il ne faut pas admettre un point unique comme siége primitif de l'inflammation; qu'il ne faut pas toujours faire marcher cette dernière de l'extérieur à l'intérieur ou de la moelle au périoste, et que le cartilage épiphysaire est quelquefois complétement indemne. Oui, très-souvent le périoste est le premier atteint, très-souvent le processus inflammatoire, parti de cette membrane, envahit l'os et la moelle ; oui souvent encore la moelle est la première enflammée, mais c'est être dans l'erreur que de soutenir une de ces opinions à l'exclusion de l'autre. Tous ces tissus peuvent, chez l'enfant comme chez l'adulte, s'enflammer séparément, avec cette différence pourtant que, chez le premier, en raison de leurs connexions vasculaires et physiologiques, la lésion peut rapidement les atteindre tous, quel que soit son point de départ et par cela même se localiser plus difficilement que chez l'adulte. Aussi la voit on souvent gagner le cartilage épiphysaire qui fournit constamment des cellules cartilagineuses de nouvelle formation, qui de l'état ossiforme (Ranvier), ostoïde (Virchow), spongoïde (Broca), passent à l'état osseux parfait. Souvent même elle débute par le cartilage dont l'activité vitale est très-grande.

Nous n'avons pas la prétention d'émettre une opinion nouvelle. M. Chassaignac décrivit, le premier, les abcès sous-périostiques aigus et l'inflammation du périoste; il décrivit aussi l'ostéomyélite spontanée se présentant chez les enfants et les adolescents, et donna comme signe caractéristique de cette affection, la propagation constante de l'inflammation à l'articulation voisine. Cette dernière affirmation était une erreur, nous le prouverons, mais disons que, à notre avis, Chassaignac avait vu, du premier coup, aussi bien et aussi loin que tous ses successeurs.

M. le professeur U. Trélat, dans une discussion qui eut lieu à la Société de chirurgie, en 1875, disait: « Les diverses dénominations de médullite aiguë, ostéomyélite, ostéo-périostite, répondent à autant d'affections diverses, ou plutôt constituent autant de degrés d'une même affection dont la *périostite externe*, sans ostéite, est le premier et la myélite la plus complexe, le dernier, et qui n'offrent entre eux que des limites purement théoriques. Tantôt la marche de cette affection est modérée, tantôt très-rapide, conduit en quelques jours à l'ostéomyélite et exige une intervention presque immédiate. Cela tient à ce qu'il s'agit d'une inflammation portant sur la moelle des canalicules osseux et l'organe médullaire; mais, suivant la profondeur des parties envahies, elle prend le nom de périostite externe, d'ostéite superficielle ou profonde, ou ostéomyélite. »

M. Panas, dans son rapport sur le travail de M. Lannelongue, soutient l'existence possible d'un double foyer d'irradiation phlegmasique, à savoir le périoste d'une part, et la moelle endostale surtout au voisinage du cartilage épiphysaire d'autre part, c'est-à-dire les tissus les plus vasculaires et ceux qui possèdent la plus grande activité nutritive dans les os.

Dans le tome XXV du *Journal de médecine et de chirurgie*, paru au mois d'avril dernier, M. Gosselin, chargé de l'article Os, décrit, sous le titre déjà choisi en 1858, Ostéite épiphysaire des adolescents, la maladie qui a reçu les différentes dénominations citées plus haut. Il admet, au point de vue symptomatique, cinq variétés différentes :

1° L'inflammation se termine sans abcès ni nécrose, ostéite plastique et productive, ankylose, excitation simple et allongement.

2° Abcès à la face externe du périoste.

3° Entre le périoste et l'os.

4° L'inflammation suppurative, partie du cartilage épiphysaire, occupe la diaphyse et l'épiphyse dans toute leur épaisseur, propagation vers l'articulation voisine.

5° Décollement épiphysaire avec destruction du cartilage en même temps que ces désordres, ou sans arthrite.

Mais l'auteur donne toujours pour siége à l'inflammation primitive le cartilage épiphysaire ou les parties voisines. C'est donc plus en apparence qu'en réalité que cette opinion paraît s'accorder avec celle que nous venons soutenir ici ; il paraît probable qu'elle est vraie dans le plus grand nombre des cas, mais nous ne pouvons admettre qu'elle soit générale. M. Gosselin croit, d'autre part, que dans toutes ces variétés l'ostéite a été généralisée, que partout ailleurs où du pus n'est pas formé, l'inflammation est restée à la première ou à la seconde période (hyperémique ou plastique), susceptible de résolution.

Nous allons étudier successivement dans divers chapitres, au point de vue anatomo-pathologique, l'inflammation primitive du périoste de l'os et de la moelle ; nous terminerons par l'étude de ces cas où les trois tissus paraissent envahis en même temps ou semblent tels, grâce à la rapidité de la propagation.

1° *De l'inflammation du périoste.* — Le périoste, à cet âge, se compose de deux couches distinctes : l'une superficielle qui offre les caractères d'une membrane fibreuse, l'autre profonde (couche ostéogène, blastème sous-périostal) qu'il n'est possible de montrer que pendant la période de développement. C'est cette dernière qui s'enflamme le plus facilement, mais cette inflammation peut siéger aussi dans la couche externe ; ce fait est moins rare qu'on ne le pense.

En raison de sa vascularisation considérable, du mouvement nutritif dont il est le siége et de sa position superficielle, le périoste est la partie du système osseux de l'enfant dont s'empare le plus facilement la phlegmasie. Il est le plus souvent le point de départ de la lésion et quand elle vient d'ailleurs, il est bien rare qu'il ne soit pas atteint. De là le grand nombre d'auteurs qui ont donné à toutes ces lésions le nom de périostite phlegmoneuse diffuse, qui mériterait le plus d'être conservé, car c'est celui qui définit véritablement la plus longue liste des faits : le tort a été de vouloir qu'il en soit toujours ainsi.

M. Duplay, dans un travail sur la périostite externe et sur les abcès sus-périostiques, communiqué au Congrès de Genève en 1877, attire l'attention des chirurgiens sur une inflammation bornée aux lames externes du périoste sans lésions primitives de l'os sous-jacent. L'abcès, quand il y en a, occupe la face externe et le tissu cellulaire qui l'entoure sans qu'il existe de dénudation osseuse (abcès sus-périostiques). Les os sur lesquels ces abcès sont le plus fréquemment sont le fémur, le tibia, le cubitus et le péroné,

Les symptômes de la périostite externe sont identiques à ceux de toutes les phlegmasies profondes des membres et une erreur de diagnostic est fréquente. Mais à l'ouverture de l'abcès, l'os au lieu d'être dénudé est au contraire recouvert d'une membrane fongueuse constituée par le périoste épaissi, qui protége l'os contre l'envahissement de l'inflammation : aussi ne le voit-on pas suivi de la suppuration de l'os et de la moelle

« Il y a cependant, dit M. Gosselin, malgré la non-participation de l'os à la phlegmasie suppurante, une hyperostose consécutive, qui atteste l'intervention d'une ostéite plastique et productive concomitante. »

Ces abcès sus-périostiques se composent comme les abcès des parties molles vers lesquelles ils s'étendent, formant ainsi dans leur profondeur des anfractuosités qui retardent leur cicatrisation.

Il serait difficile de refuser à ces cas une analogie complète avec la périostite phlegmoneuse des auteurs ; nous avons, dans l'un et l'autre cas des sujets jeunes, une étiologie qui paraît la même, des symptômes identiques, une seule chose est changée, c'est le siége de l'abcès qui fuse vers les parties molles et n'a pas, comme dans l'abcès sous-périostique, une membrane résistante qui l'oblige à marcher vers la moelle. Ce sont sans doute des cas de ce genre que Roux nommait *phlegmons profonds.*

Mais c'est le plus souvent à la face interne du périoste que débute l'inflammation, et le pus, quand il se forme, siége entre cette membrane et l'os ; c'est la deuxième variété clinique de M. Gosselin, et si le nom de périostite phlegmoneuse diffuse devait être conservé ce serait pour pes cas de ce genre. C'est de beaucoup la variété la plus fréquente, ce qui suffit à expliquer pourquoi on a voulu en faire le siége unique.

Comme le font prévoir les relations intimes du périoste et de l'os, il est bien rare que ce dernier ne participe pas plus ou moins à l'inflammation périostale ; mais si la marche n'est pas foudroyante, si le chirurgien rencontre un abcès restreint et en pratique l'ouverture de bonne heure, il peut trouver le tissu osseux aussi peu malade que possible. C'est l'histoire du jeune homme dont voici l'observation recueillie par M. Léon Montaz, interne des hôpitaux de Lyon, dans le service du Dr Paliard, chirurgien de l'Hôtel-Dieu de Saint-Etienne.

OBSERVATION I. — X... (Pierre), maçon, âgé de 22 ans, d'une constitution vigoureuse, entre le 15 juin 1878, à l'Hôtel-Dieu de Saint-Etienne.

Ce jeune homme n'a eu aucune maladie antérieure, robuste et bien constitué ; la maladie pour laquelle il vient à l'hôpital l'empêche seule de vaquer à ses travaux. Elle a débuté, dit-il, il y a cinq mois, par des douleurs très-aiguës siégeant dans le membre inférieur droit, lesquelles affectaient la forme lancinante et augmentaient dans la station droite et les mouvements de la jambe. Celle-ci a augmenté de volume surtout à la partie supérieure, mais sans rougeur apparente. Ces douleurs ne cédant pas, ce jeune homme est entré à l'hôpital et voici ce que nous constatons.

Une tuméfaction considérable de la jambe droite dans toute son étendue, mais surtout marquée à la partie supérieure, la peau a sa couleur normale et légèrement œdémateuse ; on pourrait croire à un néoplasme osseux. La jambe est le siége de douleurs très-vives, dont le caractère est le même qu'au début, mais l'apyrexie est à peu près complète.

Le malade est soumis à un traitement antiphlogistique : cataplasmes, frictions mercurielles, belladonées, bains généraux ; la maladie persiste sans aucune espèce d'amendement. La palpation ne fait rien découvrir de particulier si ce n'est un empâtement général et une tuméfaction du tibia surtout notable à la partie supérieure.

Après un mois et demi de traitement, la tuméfaction persiste ainsi que les douleurs, mais un point de fluctuation apparait au niveau de l'épiphyse et l'intrevention est jugée nécessaire. Une incision de

6 centimètres est pratiquée sur la face antéro-interne du tibia à quatre travers de doigt au-dessous de l'interligne articulaire du genou. Cette incision intéresse la peau et le tissu cellulaire sous-cutané et conduit immédiatement sur une membrane d'aspect fibreux, rosée, qui n'est autre chose que le périoste enflammé et soulevé par un foyer purulent ; il est incisé et une petite quantité de pus s'écoule, à peu près une cuillerée.

Le doigt porté dans la plaie trouve le périoste décollé dans une étendue peu considérable, que l'on peut évaluer approximativement en se figurant la projection d'un œuf sur un plan parallèle à son grand axe. Dans cette étendue l'os est complétement à nu, d'une couleur blanche, sans trace de séquestre.

Les suites de l'opération ont été très-simples ; la nutrition du tibia dans le point dénudé n'a été nullement compromise et des bourgeons charnus se sont élevés tant dans les parties molles que dans la substance osseuse. La tuméfaction du membre et les douleurs ont complètement cessé ; la complète cicatrisation s'est effectuée dans l'espace d'un mois. Les pansements ont consisté en application de charpie fortement imbibée d'acide phénique à 4/1000 et quelquefois à 8/1000, lorsque la plaie avait besoin d'être légèrement excitée : le membre était entouré de ouate.

Le malade est sorti le 6 août de l'hôpital, parfaitement guéri : les mouvements de son membre inférieur s'exécutaient normalement et sans douleur.

On ne peut nier que le périoste ait été le siége primitif de l'inflammation. Comment expliquer de pareils faits en admettant que la phlegmasie débute par la moelle ? Quant à vouloir que l'inflammation ait été générale et qu'en cet endroit seulement elle soit arrivée à la suppuration, c'est une assertion purement gratuite qui doit s'incliner devant les faits. Et d'ailleurs une autopsie permettrait-elle de constater en même temps une ostéite plastique et l'hyperémie de la moelle que l'on ne serait pas en droit de conclure. Ces deux états seraient plutôt expliqués par une propagation rapide que par une inflammation contemporaine généralisée et seraient ainsi à l'appui de l'opinion que nous venons défendre.

Il est rare de voir la lésion aussi limitée que chez ce malade, c'est pour cela que le décollement du périoste n'a pas été suivi de nécrose. D'ordinaire la formation du pus est très-rapide, en quelques jours, en quelques heures même l'abcès a soulevé l'enveloppe osseuse dans une étendue considérable, dans toute la surface de la diaphyse, par exemple, cela d'autant plus vite que dans les os atteints la couche ostéogène est plus épaisse, plus lâche, et se sépare plus facilement du plan osseux sous-jacent. C'est alors qu'on assiste à ces vastes nécroses superficielles ou profondes dont les séquestres mettent un si long temps à s'éliminer. La partie morte peut n'être qu'une simple lamelle qui sortira dans le pus d'un abcès ou passera, après s'être brisée, par des fistules consécutives. Des mois et des années après les malades sont encore au lit en attendant que ces canaux intarissables soient fermés si un chirurgien bien inspiré n'a pas fait disparaître la cause du mal.

Nous avons de cette variété commune deux nouvelles observations qui nous sont personnelles, recueillies l'une dans le service de M. Polaillon à l'hôpital de la Pitié, l'autre dans celui de M. Desprès à l'hôpital Cochin.

Obs. II. (Recueillie dans le service de M. Polaillon, à l'hôpital de la Pitié.) — Schmeler, mécanicien, âgé de 16 ans et demi, tempérament scrofuleux, constitution faible, entre le 27 septembre 1878, à l'hôpital de la Pitié, lit n° 31, salle Saint-Gabriel. Ce jeune homme, malade depuis deux ans, est pâle, chétif, quoique présentant une force musculaire assez développée. Il raconte qu'avant son séjour prolongé au lit, il était vigoureux et bien portant. Il ne présente rien du côté de l'hérédité, ses parents ont toujours été en bonne santé. De cinq frères ou sœurs, un seul tousse depuis son jeune âge. A quatre ans il a eu la rougeole.

Sa maladie a commencé au mois de juillet 1876. Il travaillait à cette époque comme apprenti mécanicien et ne signale aucune augmentation de fatigue. Un jour cependant, en descendant du Père-Lachaise, il a ressenti une douleur vive dans le genou, douleur qu'il compare à des piqûres d'épingles, et qui présentait son maximum dans la flexion du membre. Le lendemain il se traînait avec peine chez un pharmacien d'où il lui fut impossible de revenir. A partir de ce moment le genou augmente de volume, la fièvre est considérable, somnolence, subdelirium, abattement. Un chirurgien, appelé quatre ou cinq jours après, ouvre un abcès au-dessous du genou et fait dans sa cavité une injection de teinture d'iode, à ce que dit le malade. Quelques temps après, il pratique au-dessus du genou une ponction avec le trocart et donne issue à du pus mêlé de sang; l'ouverture du premier abcès avait donné passage à plusieurs os « minces, mais longs. »

Deux mois après, formation d'un deuxième abcès au-dessous de la malléole interne du tibia, ouverture spontanée, sortie d'une esquille d'un centimètre de long, aplatie et effilée. Plus tard apparaît sans douleur une fistule qui siége à l'union du tiers supérieur et du tiers moyen du bord interne du tibia. Les choses restent longtemps dans cet état; ce n'est qu'un an après le début qu'apparaît un quatrième abcès à la face postérieure de l'extrémité supérieure du tibia.

Ces quatre collections purulentes sont transformées en fistules qui, depuis cette époque, ne laissent plus écouler qu'un peu de sérosité. Celle qui est le plus rapprochée de l'articulation tibio-tarsienne est la seule qui ne communique pas avec l'os; les deux premières seulement ont laissé passer des esquilles. La tuméfaction qui existait au-dessus du genou n'a plus reparu après la ponction qui a donné beaucoup de pus, mais le genou et l'extrémité supérieure du tibia surtout sont toujours très-augmentés de volume.

A son entrée à l'hôpital, le 27 septembre, le malade est dans le même état. La fistule la plus ancienne est fermée; les autres laissent couler en petite quantité du pus qui, chaque matin, tache la tarlatane de points noirs. M. le chef de service a sondé tous les trajets qui, à l'exception du plus inférieur, conduisent jusqu'à l'os, dans la substance duquel le stylet s'enfonce comme dans un massepain. Au niveau du premier abcès existe une dépression assez profonde, qui mesure 2 centimètres et demi verticalement et 4 sur les côtés; la peau est violacée, ridée et amincie, adhérente à l'os ; la pression est légèrement douloureuse.

La jambe fait avec la cuisse un angle obtus qu'il est impossible de détruire ; l'ankylose de l'articulation est complète depuis longtemps sans que le malade puisse rien préciser ; l'immobilisation était due au début à la douleur, plus tard les mouvements ne purent se faire.

Un mois et demi après son entrée, le malade éprouve une douleur aiguë à la partie supérieure du tibia ; rougeur et chaleur qui annoncent la formation d'un abcès nouveau que l'on pouvait prévoir, car pendant les injections le liquide soulevait la peau en cet endroit qui est la partie la plus tuméfiée du membre. La cuisse est atrophiée, les mouvements du pied s'exécutent mal.

M. Polaillon attend l'élimination du séquestre et promet l'opération au malade.

Le traitement consiste en bains sulfureux, injections d'eau phéniquée dans toutes les fistules, le membre est ensuite enveloppé dans de la tarlatane égalément phéniquée; une couche de coton et une bande terminent le pansement.

Au moment où notre observation prend fin, l'état du malade s'est bien amélioré depuis son entrée et l'opération le trouvera dans des conditions satisfaisantes.

Obs. III. (Recueillie dans le service de M. Deprès, à l'hôpital Cochin). — Raymond (Charles), menuisier, âgé de dix-huit ans, bonne constitution, tempérament lymphatique, entre le 15 juin 1878, à l'hôqital Cochin, nº 8 de la salle Saint-Jacques.

Ce jeune homme raconte à son entrée qu'il est malade depuis trois jours. Le jeudi 12 juin, sans cause connue, il éprouve une douleur vive dans la jambe gauche, pendant deux jours des élancements pénibles ne lui laissèrent aucun repos. La nuit le malade tombe de son lit et c'est à cette chute qu'il rapporte son affection; on a pansé sa jambe avec des cataplasmes jusqu'à son entrée.

Le malade présente au-dessus de la malléole interne une tuméfaction mal délimitée, douloureuse, recouverte par une peau rouge. Une incisien fut faite par M. Després et une grande quantité de pus s'en écoula, l'os était à nu au fond de la plaie. Le soir de cette opération le malade avait 40°,4 de température, le lendemain dimanche 8°,8 ; pendant la journée la jambe enfle considérablement et le soir la température est à 39°,8.

Le 20. Un nouvel abcès sous-périostique est formé; incision et pus, 39°,7.

Ces deux abcès n'ont été que le commencement d'une longue série; chaque semaine une nouvelle collection purulente était ouverte; plusieurs se sont montrées à la partie supérieure du tibia et par les fistules qui en ont été la conséquence. M. Després a constaté une esquille mobile qui entretient la suppuration.

L'autopsie, rare dans cette forme, n'est point venu confirmer le diagnostic, mais les phénomènes sont assez nets pour que l'on puisse avancer des conclusions.

M. le professeur Trélat pense que les os ne meurent seulement pas parce que le périoste est décollé, mais encore parce que les canaux de Havers et la moelle sont envahis par la suppuration : l'appareil vasculaire de l'os étant détruit, la mort est fatale; nous ne croyons pas qu'il soit nécessaire à l'inflammation d'aller jusqu'à la purulence pour amener la nécrose; à une époque où l'apport sanguin ne se fait que du côté de la moelle, une production phlegmasique minime dans des conduits inextensibles ne suffit-elle pas à oblitérer la lumière des vaisseaux et à rendre insuffisante la nourriture reçue. Dans cette mortification rapide du tissu osseux le séquestre a une couleur blanche, un aspect lisse et une dureté comparable à celle de l'ivoire; c'est un cadavre foudroyé par une mort rapide et qui n'a pas eu le temps de se préparer à la lutte. Quand la suppuration vient détruire les vaisseaux, il est facile de comprendre que la névrose soit encore plus certaine.

Plus tard, les parties saines sous-jacentes à la nécrose revêtent les signes de la phlegmasie et cette inflammation éliminatrice peut s'étendre plus ou moins loin suivant que la partie à éliminer est plus ou moins profonde; l'ostéite se présente en général sous les deux formes; condensante ici, raréfiante là, elle arrive à gagner le canal médullaire pour y former soit un bouchon serré qui l'obture complétement, soit des aiguilles osseuses disséminées, le cartilage et l'articulation dont elle peut amener l'ankylose. Le malade qui fait le sujet de notre observation nous en montre un bel exemple. Ce jeune homme, après l'ouverture de son abcès sous-périostique, pouvait fléchir le genou, bien que le mouvement fut très-douloureux, mais plus tard l'ankylose devint complète et l'extrémité supérieure de son tibia présente une augmentation de volume considérable que nous attribuons à cette ostéite consécutive et, peut-être aussi, comme semblerait l'indiquer la sensation que l'on éprouve avec le stylet, à la formation d'un os nouveau.

Si nous avons parlé ici de ces lésions osseuses, c'est que nous les considérons comme la conséquence de l'inflammation du périoste et comme ne ressemblant en rien à celles dont nous allons nous occuper. Elles ne font plus parties de la maladie et ne diffèrent pas de celles de l'adulte.

II. *De l'inflammation de l'os.* — Un tissu s'enflamme d'autant plus facilement qu'il est plus vasculaire; l'os qui se trouve compris entre deux couches riches en vaisseaux, le périoste, d'une part, et la moelle de l'autre, doit être le moins rapidement atteint, tandis que l'inflammation de l'un des deux tissus se communique sans trop d'obstacles à l'autre à travers le grand nombre de canaux qui établissent entre eux une relation si intime. Ces canaux de Havers ne donnent pas seulement passage aux vaisseaux, mais encore à des éléments médullaires qui réunissent ceux du blastème sous-périostal d'Ollier à ceux de la moelle.

Aussi l'inflammation du tissu osseux est-elle le plus souvent secondaire à une phlegmasie externe ou interne. Il est d'autre part démontré, par un grand nombre d'exemples, qu'il peut être malade en même temps et la lésion avoir une base plus étendue, tant dans la superficie que dans les couches profondes. Mais il est bien difficile, sinon impossible de faire en clinique ces différences minimes du siége et de l'intensité.

La propagation de l'inflammation périostale ne se borne pas toujours à une lésion osseuse superficielle; elle peut aller plus profondément et envahir en peu de temps le tissu médullaire : nous sommes donc ici dans les domaines de la périostite phlegmoneuse diffuse. Ces lésions osseuses sont les moins apparentes à un premier examen. « Un tissu qui se prête si peu à l'inflammation aiguë et qui se nécrose si facilement, dit Louvet, ne peut pas, en un temps très-court, fournir cette quantité considérable de pus que des parties aussi vasculaires que le périoste et la moelle forment rapidement » mais elles n'en existent pas moins. Aussi est-il possible, dans certains cas, de suivre la marche comme l'a fait le chirurgien dans l'observation suivante.

Obs. IV (Bœckel. De la périostite phlegmoneuse. Gazette médicale de Strasbourg, 1858). — J. Hebling, âgé de 16 ans, doué d'une vigoureuse constitution, employé dans une fabrique et son travail l'oblige à rester longtemps pieds nus sur un sol humide.

Le 29 décembre 1857, il entre à l'hôpital pour un gonflement douloureux, situé un peu au-dessous du genou droit. Il fait remonter sa maladie à huit jours et l'attribue à ce qu'il a couru la veille pieds nus dans les prés marécageux.

A l'examen, on reconnaît qu'il existe un gonflement diffus, au niveau de la partie supérieure et externe du tibia droit, ce gonflement ne dépasse pas le bord supérieur de l'os ; mais il s'étend inférieurement le long de sa face interne et un peu en arrière vers le mollet. La peau de la région est tendue, blanche, avec quelques marbrures d'un brun violacé. Ces parties sont le siége de douleurs spontanées très-vives, que la moindre pression exagère au point d'arracher des cris aigus au patient. On y trouve de l'empâtement, mais aucune trace de fluctuation. La moitié inférieure du tibia est aussi très-sensible aux attouchements, quoiqu'on n'y découvre aucune tuméfaction. L'articulation du genou est dans un état tout à fait normal.

Le lendemain 2 novembre, M. Hergott pratique sur la face interne du tibia une large incision qui va jusqu'à l'os, mais qui commence au-dessous du point le plus empâté, de peur de trop se rapprocher du genou ; on ne tombe dans aucun foyer purulent, mais le périoste est épaissi et se détache très-facilement de l'os.

Le 3, la jambe gauche commence à être malade ; on voit sur sa face inférieure et interne un gonflement douloureux avec marbrure de la peau.

Le 4, en prenant la jambe de haut en bas, on fait sortir du pus par l'angle supérieur de la plaie. Une sonde cannelée pénètre à une grande distance sous le périoste décollé. On le débride aussitôt jusqu'à 6 centimètres du genou et l'on donne issue à une grande quantité de pus bien lié, renfermant des globules graisseux.

Les parties du tibia mises à découvert sont nécrosées, cette altération s'étend jusqu'au bord interne de l'os et paraît même contourner ce bord.

A la jambe gauche, le mal n'a fait qu'augmenter, M. Hergott enfonce un bistouri à 7 centimètres de la malléole et le conduit de la face interne du tibia jusqu'à 12 centimètres plus haut. Cette incision ouvre un abcès sous-périostique assez considérable, renfermant un pus de bonne nature et qui présente en abondance de petits globules huileux.

M. Bœckel propose d'appliquer le trépan sur les os malades, ce qui fut fait par M. Hergott, qui enleva une rondelle de la partie inférieure du tibia gauche avec une petite tréphine. Dans la moitié de son épaisseur l'os était nécrosé et ne donna pas de sang sous l'action de l'instrument, mais en pénétrant plus profondément il survint une hémorrhagie abondante. La moelle paraît tout à fait saine, d'un rouge vif et on n'y trouve pas trace de pus. En conséquence, on renonce pour le moment à pratiquer la même opération à droite.

Les jours suivants on prolonge les incisions, à cause de l'extension du gonflement, et finalement elles comprennent presque toute la longueur des deux tibias.

A partir de ce moment les douleurs diminuent, la physionomie devient meilleure, l'appétit et le sommeil commencent à revenir. La chaleur se modère, mais le pouls reste toujours très-fréquent. La suppuration est abondante et de bonne nature, mais le 11 novembre, on est obligé d'ouvrir un dépôt, qui s'est formé en dehors du tibia et l'on peut constater alors que cet os est nécrosé dans tout son pourtour au niveau de la plaie.

Vers la fin de novembre, on s'aperçoit d'une déformation considérable de la jambe droite, qui a exécuté sur son axe un mouvement de rotation en dehors. La tubérosité du tibia fait une saillie assez considérable sous les téguments du côté externe et on en conclut que la tête du tibia est complètement nécrosée et qu'elle commence à se détacher de ses liens articulaires.

Cette nécrose totale fait aussi craindre une suppuration du canal médullaire; on applique donc le 29 novembre deux couronnes de trépan, l'un à 5 et l'autre à 10 centimètres du genou. La section de l'os ne donne lieu à aucun écoulement de sang, mais à l'ouverture du canal médullaire, il s'échappe un flot de pus verdâtre et crémeux.

Enfin, au commencement de décembre nouvelles complications : fusée purulente périarticulaire, eschare au sacrum, diphthérite buccale. Mais notre jeune malade surmonte heureusement tous ces accidents.

Dans le courant de janvier, un épanchement purulent dans la cavité du genou a nécessité l'amputation de la cuisse droite, qui a été pratiquée le 15 janvier. Le malade a jusqu'à présent parfaitement supporté l'opération et nous espérons qu'il guérira.

Autopsie du membre. — Au-dessus de la malléole externe, on rencontre une collection purulente non reconnue pendant la vie et conduisant dans l'intérieur du tibia, à travers une perte de substance de cet os. La tête du tibia est séparée dans tout son portour des parties molles et baigne dans le pus. La capsule du genou est remplie d'un liquide purulent qui s'est écoulé pendant l'amputation.

En recherchant par où le pus a pu pénétrer dans le genou, on reconnaît que les deux articulations, celles du fémur avec le tibia et celle du péroné et du tibia, communiquent, et que cette dernière est le siége d'une désorganisation très-avancée.

Toute l'étendue du tibia située entre les deux cartilages épiphysaires est nécrosée, au moins dans une partie de son épaisseur, et est enveloppée par une capsule séquestrale qui est formée soit par les restes de l'ancien os, soit par des dépôts calcaires du périoste. A la partie inférieure a certainement commencé par le canal médullaire et n'a atteint que la moitié interne de l'épaisseur de l'os, la partie externe renforcée par des dépôts calcaires mamelonnés, emprisonne étroitement les parties mortes. Il existe là également un certain nombre d'ouvertures dans la capsule séquestrale, qui permettent d'arriver sur les parties nécrosées.

L'épiphyse inférieure et l'articulation tibio-tarsienne sont parfaitement saines.

Le déplacement de la diaphyse sur l'épiphyse explique la rotation de la jambe en dehors.

La périostite a précédé l'ostéomyélite à gauche, le pus sous-périostique se montre dès le deuxième jour, et la nécrose n'atteint encore qne la partie externe de l'os, à droite on laisse marcher la maladie et on trouve deux mois après le canal médullaire rempli de pus. Il en est de même dans un grand nombre d'observations que Chassaignac donne comme exemples d'ostéomyélite spontanée.

Cette observation nous montre comment, dans certains cas, le pus renfermé dans le canal médullaire se creuse une route à travers la paroi de la diaphyse et vient se réunir avec le pus sous-périostique ou former un abcès nouveau. Ces exemples ne sont pas très-rares; dans un cas d'ostéomyélite, rapporté par M. le professeur Verneuil, une ouverture de 1 centimètre de largeur faisait communiquer les deux foyers, et ce fut le siége d'une fracture spontanée. Fournier, dans le *Bulletin de la Société d'anatomie*, de 1855, en donne un autre exemple; l'extrémité du canal médullaire d'un fémur avait suppuré et le pus s'était fait jour à travers la diaphyse d'un côté et à travers l'épiphyse dans l'articulation de l'autre. Nous pourrions en ajouter encore d'autres aux deux observations (VIII, IX) que nous apportons et à propos desquelles nous reviendrons sur ce sujet.

Si l'on peut suivre la marche de l'inflammation de dehors en dedans, on peut également la voir progresser en sens inverse; partie de la moelle, elle peut déterminer soit la nécrose des feuillets osseux internes, soit une ostéite raréfiante qui agrandit le canal en amincissant la diaphyse et amène ainsi ces fractures spontanées aussi fréquentes que celles qui ont pour cause l'amincissement de la diaphyse par l'élimination d'un séquestre, comme le fait très-bien remarquer Aubry dans sa thèse. L'observation suivante, accompagnée d'une autopsie détaillée, nous montre un exemple de cette inflammation à marche centrifuge.

Obs. V. (Courtin, Bulletin de la Société anatomique, 1848). « Un jeune homme de quinze ans est entré à l'hôpital Saint-Antoine (service de M. Nélaton). Il reçoit quelques jours avant son entrée plusieurs coups de bâton, un entre autres un peu au-dessus du coude, sur la face interne du membre, l'autre à la partie supérieure de l'épaule ou externe du bras. Abcès dans ces points successivement ouverts; celui de la partie inférieure du bras d'abord. Il contenait beaucoup de pus, humérus dénudé, trajets fistuleux, fièvre hectique, et mort en un mois, après avoir présenté les symptômes de l'infection purulente.

Autopsie. — Moitié inférieure de l'humérus dénudée presque en entier excepté à la partie postérieure et moyenne; os d'une teinte bleuâtre, strié; périoste rouge, épaissi, partout soulevé par une couche osseuse de nouvelle formation plus ou moins épaisse.

« Dans cette partie supérieure de l'humérus, au niveau du point où porta le coup adressé à la partie externe et un peu postérieure du bras, existe une autre dénudation très-limitée mais remarquable par les altérations plus avancées du tissu compact, verticalement allongée, longue de 4 à 5 centimètres et large de 7 à 8 millimètres, à bords sinueux, rendus plus épais par le soulèvement du périoste, dont il a été parlé. Le tissu compact présente cette vascularisation abondante du tissu compact, avec absorption de ce dernier autour des vaisseaux, d'où résulte une véritable vermoulure de l'os.

« L'inflammation a donc été plus vive ici ; nous verrons en effet par la coupe de l'os qu'elle pénètre jusqu'au tissu spongieux et paraît avoir été le point de départ de l'inflammation, qui s'est développée dans ce dernier. Dans les deux parties dénudées commencent le travail d'élimination.

« Coupe de l'os en deux moitiés à peu près égales, l'une antérieure, l'autre postérieure.

« Dans le tissu spongieux de la diaphyse, au-dessous du cartilage épiphysaire supérieur, la rougeur prend une teinte, couleur lie de de vin, uniforme sur presque toute la portion renflée de la diaphyse dont la partie moyenne est occupée par une tache purulente, d'un jaune vif (couleur due à l'abaissement de la température 4° O Nélaton) commençant à un centimètre environ au-dessous du cartilage et se continuant en s'élargissant insensiblement jusqu'à la partie moyenne de l'os où elle se termine en pointe, au milieu du tissu médullaire fortement injecté, à peu près au niveau du point jusqu'où monte à l'extérieur la grande dénudation décrite. Cette tache occupe vers sa partie moyenne toute la largeur du canal médullaire. Un filet d'eau dirigé sur cette tache enlève en quelques instants le pus, qui la constitue et laisse à nu : 1° dans les parties supérieures le réseau osseux de la substance spongieuse. d'une blancheur et d'une finesse extrêmes, complètement dépouillé du tissu cellulo-vasculaire qui le remplit ordinairement; 2° dans les parties inférieures une membrane blanchâtre, tomenteuse, épaisse d'un demi-millimètre, circonscrivant complètement le foyer, une véritable membrane pyogénique enfin. Les bords sont nettement continués dans les parties, munis du tissu spongieux, par un liséré de même couleur, que le lavage n'enlève pas et qui établit une délimitation tranchée entre la suppuration, le séquestre spongieux et les portions de ce tissu seulement enflammées.

« Dans le tissu spongieux de la partie inférieure de l'humérus est un autre abcès osseux, également enveloppé par une membrane pyogénique évidente ici dans tout son pourtour.

« Si l'on regarde à contre-jour la moitié postérieure de l'humérus, on remarque que la substance compacte, au niveau du point si vivement enflammé de la dénudation supérieure, est translucide, affaiblie ; et, comme l'inflammation du tissu spongieux est au maximum dans le point correspondant, comme l'abcès y a sa plus grande largeur, on peut croire que l'ostéite interne a débuté dans ce point et par le fait de la violence extérieure, qui a enflammé d'abord la substance compacte, remarque confirmée par cette particularité, que cette vaste suppuration de la substance spongieuse, d'une étendue de 8 à 9 centimètres, occupe précisément la partie de l'humérus, qui a presque entièrement conservé son périoste, dont le tissu compact est seulement le siége d'une ostéite plastique.

« Le foyer inférieur ne présente au contraire aucune communication directe avec le tissu compact dénudé ; son peu d'étendue s'explique par l'action d'une cause moins vive.

« La collection particulière de M. Nélaton renferme l'humérus d'un sujet du même âge dessiné à l'état frais, sur lequel furent démontrées des lésions semblables. »

Nous voyons ici que l'inflammation du canal médullaire et de l'os sans que le cartilage épiphysaire soit intéressé; les observations (VIII-IX) sont d'excellentes preuves que l'inflammation de la moelle peut être primitive et marcher de là vers le périoste d'une part, d'autre part que la diaphyse est la seule atteinte,

Nous devons à M. Léon Montaz, interne des hôpitaux de Lyon, que nous sommes heureux de pouvoir remercier ici de ses obligeants services, une très-belle observation d'ostéite du péroné chez un enfant de 13 ans. L'inflammation n'a pas commencé par le périoste, puisque, au début, il n'y a pas d'abcès sous-périostique; les petites fistules qui se sont produites sont dues à l'inflammation du voisinage dont le périoste lui-même, épaissi et lardacé, a subi l'influence. Mais le point de départ a-t-il été l'os ou la moelle? nous l'ignorons. Malheureusement, l'observation ne nous dit rien sur le canal médullaire, et connaîtrions-nous son état, que ce n'est que par analogie que nous pourrions conclure. Cependant la marche de la maladie, son étendue considérable portent à croire que l'os surtout a été enflammé. Quoi qu'il en soit, le traitement entrepris et mené à bonne fin, suffit à lui seul à la rendre intéressante.

Obs. VI (recueillie par M. Léon Montaz, interne des hôpitaux de Lyon, daus le service de M. le Dr Paliard, chirurgien de l'Hôtel-Dieu de Saint-Etienne). X..., âgé de 13 ans, entre à l'hôpital le 4 juin 1878. « Cet enfant n'a jamais eu une santé bien florissante, quoique le développement de son organisme se soit fait d'une façon normale. Pendant ses jeunes années il était sujet à des engorgements des ganglions latéraux du cou sous des influences atmosphériques, mais il n'a aucune cicatrice qui dénote une suppuration quelconque de ce côté là. Son facies est pâle et légèrement anémique. Ses parents sont en état de santé assez bonne. En somme il n'est pas scrofuleux, mais il a un tempérament lymphatique. Peut-être est-il permis de mettre cette santé imparfaite sur le compte de l'hygiène infantile à Saint-Etienne, laquelle est déplorable à tous égards.

« La maladie de cet enfant a débuté, il y a un an et demi, sans cause occasionnelle bien saisissable ; pas de traumatisme, pas de réfrigération brusque. Il s'est aperçu tout d'abord d'une douleur dans le membre inférieur droit; douleur surtout marquée à la partie externe et s'étendant à toute la longueur du segment; elle avait la forme d'une douleur sourde, continue, plus marquée le soir que la nuit, sans exacerbations notable ; il y avait une gêne des mouvements du pied ; ceux de latéralité étaient particulièrement douloureux. La tuméfaction du membre était assez marquée, mais sans rougeur à la peau, du moins au début. Deux mois après un léger mouvement fébrile survient, la peau devient rouge et indurée en quelques points, elle est le siége de douleurs plus vives en ces points et bientôt plusieurs perforations se produisent, amenant l'issue d'un peu de pus. Les trajets ont persisté et c'est dans cet état que le malade est entré à l'Hôtel-Dieu.

Ce qui frappe tout d'abord, c'est une incurvation assez marquée de la jambe, dont la concavité regarde un peu en dedans et en avant; le tibia est très-manifestement recourbé, ce symptôme n'est pas rare dans la science, Humphry l'avait déjà remarqué et l'avait justement attaché à l'allongement inflammatoire du péroné qui entraîne le tibia auquel il est solidement fixé. Sur la partie externe et antérieure de la jambe, on observe plusieurs trajets fistuleux dont les bords sont limités par des petits bourgeons fongueux et mollasses; un premier trajet fistuleux existe à la partie supérieure du péroné, à 3 centimètres au-dessous de la tête; un autre existe un peu plus bas et en avant, un troisième se voit à 6 centimètres au-dessus et en arrière de la malléole externe, un autre un peu plus haut. Le stylet, introduit par ces fistules, conduit sur des surfaces osseuses, assez dures en certains points, plus molles dans d'autres, mais n'offrant pas la sensation d'une surface sèche et dénudée, comme celle d'un séquestre. En somme, il s'agit d'une ostéite occupant toute la diaphyse du péroné et paraissant respecter les épiphyses, au moins l'inférieure. En effet la malléole, facile à sentir sous la peau, a son volume normal.

Le malade est condamné au repos absolu et soumis à un traitement tonique et reconstituant. Toutefois la maladie ne s'amende pas, les fistules persistent; de nouvelles se forment; les forces se dégradent de plus en plus et M. Paliard se décide à la résection, suivant les indications données par M. Ollier, dans son traité de la régénération des os.

Une incision est faite le long du péroné et parallèlement à lui; elle part à 2 centimètres de sa tête pour aboutir un peu au-dessus de la malléole; une deuxième incision est faite à l'extrémité supérieure de la première et perpendiculairement de façon à figurer un T; il est bien entendu que la bande d'Esmarck avait été appliquée au préalable. Le bistouri arrive sur un périoste très-épaissi et lardacé. On le décolle de l'os avec un détache-tendon, ce qui se fait facilement en certains points, en d'autres difficilement. La dénudation étant complète dans toute l'étendue de la diaphyse, l'os est séparé avec la scie à chaîne de ses deux épiphyses; toutefois ce temps de l'opération est rendu difficile à la partie supérieure par le volume considérable de l'os. Celui-ci enlevé, quelques points de suture sont placés à la partie supérieure de l'incision et la plaie est pansée, le premier jour avec des bourdonnets de charpie, imbibés d'eau de Pagliari. Les jours suivants, le malade se trouve bien, il n'accuse pas de douleurs; la fièvre traumatique se montre légère, toutefois la suppuration se montre abondante et un premier pansement est fait; la plaie est rouge vermeille, le pus de bonne nature. Le pansement est fait suivant la méthode adoptée par les chirurgiens de Saint-Etienne: de la charpie, imbibée d'une solution phéniquée à $\frac{40}{1000}$ est placée directement sur la plaie en grande quantité, puis par dessus une compresse mouillée et du coton en quantité suffisante pour bien entourer le membre inférieur, qui est placé dans une gouttière. La plaie a été traitée par des pansements rares (tous les trois ou quatre jours en moyenne) lesquels donnaient de très-beaux résultats à Saint-Etienne. Les bourgeons se sont formés rapidement et ont bientôt comblé cette immense cavité occupée par l'os ; la cicatrisation s'est effectuée en deux mois et demi ; la régénération osseuse a été très-manifeste, car, dans toute l'étendue de la plaie en voie de cicatrisation, on sentait déjà des aiguilles osseuses consistantes. L'épiphyse supérieure, qui avait été laissée pour éviter l'ouverture toujours grave de l'articulation péronéo-tibiale supérieure, a été un peu plus longue à guérir; une fistule a persisté, à ce niveau, après la cicatrisation du reste de la plaie, mais elle a fini par se fermer.

L'examen anatomique de la pièce nous a montré un péroné considérablement transformé quant à sa forme et à ses dimensions; il a l'aspect d'un tronc de cône dont la grosse extrémité tient à l'épiphyse supérieure ; cette extrémité a le volume d'un fémur d'adulte, l'extrémité inférieure celui d'un humérus d'adulte. L'os a perdu sa configuration normale ; on n'y reconnaît plus ses faces ni ses arêtes, de même que sa torsion inférieure ; il a une surface régulièrement cylindrique. Les canaux de Havers sont dilatés principalement au niveau de la coupe supérieure ; à sa surface l'os est éburné ; son poids d'ailleurs est notablement augmenté. En somme nous paraissons avoir un péroné atteint surtout de l'ostéite condensante.

C'est un bel exemple d'allongement dû à la propagation de l'inflammation au cartilage épiphysaire et à l'irritation de celui-ci : c'est principalement dans l'ostéite à marche lente qu'il est observé; quand la phlegmasie est plus aiguë la prolifération osseuse très-rapide est suivie de la soudure de l'épiphyse à la diaphyse et l'os ne pouvant plus s'étendre dans ce sens, le raccourcissement est constitué. Ici, le péroné, retenu par le tibia qui lui fait attelle a été contraint de se recourber et d'en amener la déformation.

Il faut admettre que l'inflammation du tissu osseux n'est pas toujours secondaire; si un grand nombre de faits sont à l'appui de cette opinion, on revient promptement de cette idée, quand on examine avec soin, les caractères spéciaux, l'anatomie pathologique de ces lésions. Nous adoptons ici pleinement les opinions de Gamet : « Tout porte à croire que dès le début il existe une inflammation du périoste et du tissu osseux, mais tandis que d'une part la phlogose trouve une membrane peu épaisse, superficielle et très-vasculaire, de l'autre elle trouve un tissu dense et plus profond, se prêtant peu aux affections aiguës, elles marchent plus rapidement d'un côté que de l'autre et la périostite peut être très-évidente à un moment où l'ostéite est difficile à constater. »

Comment expliquer autrement les lésions osseuses, dans ces cas foudroyants, où la mort arrive en peu de jours et fait voir, à l'autopsie, un mal tellement étendu que la propagation est impuissante à l'expliquer, Telle est l'observation que nous empruntons à la thèse de M. Martin.

Obs. VII. (Thèse Paris 1869. *De la périostite phlegmoneuse aiguë.*)— Alexis P..., 12 ans, forte constitution, pas de scrofule.

Le 8 février 1865. L'enfant tombe sur le genou droit. Le lendemain douleur intolérable à la partie superieure du tibia, vers le genou.

Le 11. Délire, mouvements arrachant des cris perçants, gonflement considérable qui s'étend du genou au cou-de-pied. Incision jusqu'à l'os, au niveau du tiers supérieur, pour me rapprocher du point contusionné. Il s'écoule un peu de sang noir, mais pas de pus. Le périoste est adhérent en ce point. Mort quelques heures après.

Autopsie. — En prolongeant l'incision faite l'avant-veille, il s'écoule un flot de liquide sanieux, roussâtre, sans globules huileux. Tout le corps du tibia est séparé de son périoste ; le décollement s'arrête en haut et en bas au point où la diaphyse commence à se renfler, il s'étend circulairement jusqu'à l'insertion du ligament interosseux qui adhère seul encore à l'os. Le tissu compacte de la diaphyse a une teinte marbrée. Sur d'autres il y en a de rosées, produites par la dilatation des canaux de Havers. La diaphyse tibiale est ensuite séparée et sciée en long pour être examinée plus tard au microscope. La moelle est généralement jaune et graisseuse, mais en deux points on y trouve des foyers apoplectiques, gros comme des pois ; à sa face périphérique, là où elle est en contact avec l'os on constate une teinte opaline qui, à l'examen, est produite par des globules de pus.

Remarque. — Le résultat de l'autopsie semble prouver que, dans la périostite phlegmoneuse, l'inflammation n'est pas bornée au périoste, mais qu'elle frappe souvent en même temps le périoste, l'os et la moelle. »

Après de tels exemples, offerts par la clinique et l'étude et de bien d'autres encore que les limites de ce travail ne nous permettent pas de mentionner ici, nous nous croyons suffisamment autorisé à conclure que l'inflammation de l'os peut être primitive ou secondaire, que primitive elle est contemporaine à une lésion semblable de l'os ou de la moelle, qui marche avec plus de rapidité ; que secondaire elle peut avoir également deux origines dont la plus commune paraît être la phlegmasie périostale. Cette distinction, au point de vue de la pathologie générale n'est pas indispensable, et l'on peut comprendre sous une même description la périostite, l'ostéite proprement dite et l'ostéomyélite ; mais au point de vue clinique, il importe de séparer ces types distincts à cause des indications thérapeutiques,

III. *De l'inflammation de la moelle.* — Nous avons admis jusqu'ici comme démontrée l'inflammation primitive de la moelle, il nous reste maintenant à prouver son existence. La phlegmasie du tissu médullaire a joué un rôle qui varie avec chaque auteur ; constante chez les uns, n'existant pas chez les autres, elle a été tour à tour la plus coupable et la plus innocente. Il faut, pour être vrai et juste, reconnaître que dans certains cas elle est le point de départ de la maladie, tout aussi bien que le périoste, qu'elle a avec cette membrane des analogies anatomiques qui rendent compte de la similitude des lésions, en admettant toutefois que sa situation au milieu du tissu osseux est l'occasion de particularités anatomo-pathologiques qui viennent nous montrer ce que doit être le traitement.

M. Gosselin, dans son article, déjà souvent cité, sur l'ostéite spontanée, se pose différentes questions au sujet de l'ostéomyélite suppurée et de la formation du pus dan le canal médullaire. Les malades, qui ont survécu à une ostéite suppurante aiguë, ne sont-ils pas ceux-là seulement qui ont échappé à la suppuration de la moelle, ou, si l'on veut, qui ont eu avec l'ostéo-périostite suppurante une myélite non suppurante ? Est-ce à dire pourtant que, dans le cas où la suppuration médullaire est établie, le malade est voué à une mort certaine, s'il n'est amputé. Est-il possible que le pus soit résorbé, ou que sans se résorber, il persiste indéfiniment dans ce canal médullaire et ne donne lieu à aucun accident? Ne peut-il pas, à la rigueur, se faire jour par un des points de la diaphyse, à la suite d'une perforation de celle-ci dans le cours de la nécrose ?

M. Gosselin incline à croire que dans le cas où il y a ostéomyélite suppurée, le malade est voué à une mort certaine, il se demande si, à la rigueur, cependant, le pus ne pourrait pas se faire jour à travers la diaphyse à la suite d'une perforation, mais les documents lui manquent pour répondre. Il ne cite pas de cas d'ostéomyélite dans le centre de la diaphyse avec formation d'abcès et ouverture à l'extérieur par résorption du tissu osseux, ou formation de séquestres, sans que le cartilage interépiphyso-diaphysaire, l'épiphyse ou l'articulation voisine soient altérés.

Grâce à l'obligeance de M. le Dr Girard, qui nous a inspiré ce travail, nous venons répondre à la plupart des questions de l'éminent chirurgien de la Charité, à l'aide d'observations très-précises et très-concluantes. Non, l'ostéomyélite n'est pas fatalement mortelle, le pus peût se faire jour à travers la diaphyse, soit par nécrose, soit par ostéite suppurée raréfiante. Il n'est pas admissible non plus de ne reconnaître que le cartilage épiphysaire pour point de départ de la lésion; la diaphyse peut être la seule atteinte, comme on ne l'a pas également admis jusqu'à ce jour. Voici deux observations racontées par M. Girard lui-même.

Obs. VIII. — X..., âgé de 16 ans, enfant vigoureux, bien planté, pas de scrofule, est pris subitement d'un frisson violent, suivi d'une fièvre continue avec un pouls à 120, une température à 39 1/2, agitation nerveuse, subdelirium, langue séche, céphalalgie, léger gargouillement dans la fosse iliaque droite.

Le mal remontait à vingt-quatre heures, lors de ma première visite. Ce jeune homme accuse une douleur au bras droit; je l'examine et le trouve un peu tuméfié, plus chaud que le membre du côté opposé, l'os est empâté et la pression augmente vivement la douleur qui est lancinante profonde.

J'annonce une périostite phlegmoneuse diffuse et le surlendemain je pratique une large incision allant jusqu'à l'os, sur la face interne de l'humérus. La pointe du bistouri est couverte de pus, mais il ne sort que du sang. Le surlendemain, une suppuration franche, abondante, s'était établie, la douleur persistait cependant, mais moins intense, plus profonde, avec exacerbations nocturnes. Les accès de fièvre, qui se renouvelaient chaque jour, disparurent sous l'influence du sulfate de quinine, dont 2 gr. 10 furent administrés en trois jours. Le pansement était fait matin et soir et chaque fois la charpie et le linges étaient souillés par une abondante quantité de pus. Je recommandai l'immobilité absolue du bras, faisant observer que l'articulation de l'épaule et le cartilage épiphysaire pouvaient être atteints par l'inflammation et déterminer des complications graves. Je fis appliquer sur la jointure et l'extrémité supérieure du bras un large vésicatoire, pour opérer ce que vous me permettrez d'appeler une saignée séreuse, une saignée de globules blancs, et dès que les phlyctènes furent formées et ouvertes, j'ordonnai de larges cataplasmes arrosés de laudanum, négligeant les pommades mercurielles sur l'action desquelles je compte peu.

Après une dizaine de jours, le mal me paraissait conjuré, les douleurs avaient cessé, la fièvre était peu marquée, le membre avait beaucoup diminué de volume, l'appétit renaissait, le pus était de bonne nature et s'écoulait avec facilité à travers la large plaie que j'avais faite ; l'articulation de l'épaule était saine et ses mouvements s'accomplissaient sans difficulté. Deux mois après le début de l'affection, la plaie ne mesurait plus que 2 cent. d'étendue, le pus qui s'en écoulait était moins abondant, mais il avait changé de caractère, il était plus séreux, plus mal lié; l'introduction d'un stylet me permit de reconnaître la présence d'un petit séquestre mobile que je saisis quelques jours après avec la pince. Ce séquestre présentait le volume d'un gros pois, il était très-dur, irrégulier, noirâtre. A cette époque je pouvais apercevoir des ostéophytes qui avaient augmenté considérablement le volume de l'os dont la face antérieure et externe était plus particulièrement atteinte. Nous étions au mois de mars, je cédai le service sanitaire de l'établissement à notre excellent et distingué confrère le Dr Charvet, et quand je le repris, au mois d'octobre, voici ce que j'appris : durant tout l'été la plaie ne s'était point fermée : constamment elle avait fourni un pus tantôt séreux, tantôt crêmeux, mais peu abondant ; deux à trois poussées inflammatoires avaient entraîné un peu de fièvre et une suppuration plus marquée.

« Le stylet, introduit à travers l'unique plaie, rencontra un os dénudé, sonnant sec, non mobile; je pénétrai manifestement à travers les ostéophytes et très-probablement dans l'intérieur du canal médullaire. Etais-je en présence d'un séquestre? Ce séquestre était-il mobile? La présence d'une seule plaie et partant l'impossibilité d'introduire deux stylets rendaient forcément le diagnostic incertain. Le début de l'affection remontait à un an et la fistule persistait, les cautérisations n'avaient pu déterminer l'accolement de ses bords; je résolus d'en finir et, pour cela, d'ouvrir largement la plaie et d'enlever le ou les séquestres, s'ils existaient, car, suivant toute probabilité, ls devaient être détachés. Je priai M. le Dr Turel de me prêter son concours, le Dr Charvet étant empêché. Une large incision, pratiquée sur le trajet de fistule, mit l'os à nu. Il présentait, sur sa face interne une petite ouverture qui ne permettait pas l'introduction de la phalangette du petit doigt ; nous ne pouvions donc et, encore moins avec la vue, nous assurer de ce qui se passait dans le canal médullaire. Cette ouverture fut agrandie avec la gouge et le maillet, les débris atteints d'ostéite condensante furent extraits. Le doigt promené dans le canal médullaire ne découvrit rien; la moelle avait disparu dans une étendue que nous pouvons évaluer à 3 cent.; un stylet courbé à angle droit ne rencontre rien vers l'extrémité supérieure ou inférieure de l'ouverture. Nous nous trouvions en présence des lésions d'une ostéo-périosto-myélite. L'ostéite avait été nécrosique et formatrice, l'ostéomyélite suppurée s'était donné jour à travers le tissu compacte et sa cavité abcédée entretenait la fistule. Quatre jours après l'opération, la plaie se recouvrit de dépôts blanchâtres, il y eut de la fièvre; c'était le signal de la formation d'un abcès sous-périostique, siégeant sur le côté externe du membre, son ouverture donna lieu pendant quelque temps à l'écoulement d'un pus séreux, abondant. Un matin je fus effrayé par la présence d'un liquide présentant tous les caractères de la synovie, je craignis une destruction du cartilage interépiphyso-diaphysaire et une ouverture de l'articulation ; l'écoulement de ce liquide persista pendant trois ou quatre jours, il était très-abondant. D'où venait ce liquide? Probablement du canal médullaire, quant à l'articulation elle est restée parfaitement saine.

« L'abcès sous périostique a détruit le plupart des ostéophytes, l'humérus présente aujourd'hui son volume à peu près normal. La guérison est obtenue, la fistule osseuse est disparue. La cavité médullaire est-elle oblitérée ? »

Obs. IX. — « X..., 16 ans, tempérament nerveux plutôt que lymphatique, présente une ankylose coxo-fémorale droite, avec subluxation ilio-pubienne, atrophie de la jambe et ankylose de l'articulation tibio-tarsienne. Ce jeune homme est entré à l'hôpital pour une fracture du bras avec plaies et issue des fragments ; ces fragments ont été réséqués. Les plaies n'étaient point le résultat de l'accident, elles existaient depuis cinq ans, donnant lieu à un écoulement abondant de pus; deux à trois petits séquestres en étaient sortis précédemment

« Ces deux fragments réunis dans la portion qu'ils occupaient avant la fracture, représentent un segment complet de l'humérus siégeant au niveau de l'insertion du deltoïde et mesurant exactement 2 cent. et demi de longueur; sur la face antéro-externe on trouve une échancrure en forme d'S, à travers laquelle le canal médullaire apparaît à nu. Cette échancrure mesure 1 cent. dans son plus grand diamètre, sa longueur est de 3 cent.; la résection ne l'a pas comprise en entier et, à en juger par la forme des contours, elle devait mesurer un demi-cent. de plus en hauteur. La face postérieure présente également une échancrure mesurant 3[4 cent. en largeur et 1 cent. 1[2 en hauteur, découvrant aussi le canal médullaire. La cavité médullaire est anfractueuse; ses parois sont criblées de trous dans la plus grande étendue, on constate par place de l'ostéite condensante. Le bord interne, la face antéro-interne et la moitié de la face postérieure de l'os ont leur volume normal; les autres parties sont considérablement amincies dans les points qui ne sont pas envahis par les échancrures signalées. Des traits de scie d'une part et la fracture d'autre part ont mis à nu deux petits foyers purulents situés dans les parties de l'os qui ont conservé leur volume normal; un de ces abcès logerait un pois, l'autre est de plus petite dimension. Les surfaces de section présentent de l'ostéite raréfiante très-prononcée sur certains points, de l'ostéite condensante avec éburnation sur d'autres. L'ostéite des couches superficielles a dû être peu marquée, à en juger par le poli de la surface de l'os, les canaux de Havers sont cependant agrandis et visibles à l'œil nu sur la surface postérieure; on ne trouve pas d'ostéophytes. Il était facile de diagnostiquer : ostéite et ostéomyélite suppurées, datant de cinq ans, ayant considérablement diminué la résistance de l'os et favorisé la fracture. Voici les renseignements donnés par ce jeune homme. A l'âge de huit ans, il eut un abcès de la cuisse, qui s'ouvrit tout d'un coup et donna lieu à l'écoulement de deux litres de pus. La plaie guérit assez vite sans donner issue à des fragments d'os, mais la cuisse resta ankylosée et un peu fléchie sur le bassin; elle forme avec l'abdomen un angle obtus d'environ 125°; nous avons signalé la subluxation ilio-pubienne.

« Le fémur présente deux centimètres de raccourcissement; il n'est pas tuméfié.

» Deux ans après, une inflammation de même nature atteignit

l'extrémité inférieure du tibia; plusieurs fistules se formèrent successivement; donnant écoulement à un pus peu abondant; l'enfant ne se rappelle pas qu'on ait observé des séquestres. Une année et demie s'écoula avant le tarissement de la suppuration et la guérison s'obtint avec une ankylose du pied sur la jambe, un déjètement du pied assez prononcé en dehors, une augmentation de volume de l'extrémité inférieure du tibia, et des cicatrices adhérentes à l'os, au nombre de trois.

« Un diagnostic rétrospectif nous permet de dire qu'il y a eu périostite phlegmoneuse diffuse du fémur droit, arthrite plastique coxo-fémorale et peut-être destruction du cartilage épiphysaire, puisqu'on observe un raccourcissement de deux centimètres. — Une périostite de même nature, avec ostéite (augmentation du volume de l'os, suppuration beaucoup plus longue), a atteint l'extrémité inférieure du tibia et déterminé aussi une arthrite tibio-péronéo-astragalienne plastique.

« Les articulations calcanéo-astragalienne et astragalo scaphoïdienne sont saines, car on peut imprimer au pied les légers mouvements de latéralité et de rotation qui dépendent de ces articulations.

« Le cartilage épiphysaire a été endommagé, car le tibia droit aussi est plus court de deux centimètres environ que le tibia gauche.

«En résumé : 1° périostite phlegmoneuse du fémur droit et ankylose coxo-fémorale; 2° ostéo-périostite du tibia droit et ankylose du pied avec la jambe; 3° lésions probables plus ou moins prononcées de cartilages intérépiphyso-diaphysaires voisins, caractérisés par les divers raccourcissements du membre; 4° ostéo-périosto-myélite suppurée avec nécrose de l'humérus droit et conservation des mouvements de l'articulation.

« Tels sont les points sur lesquels cette observation mérite d'attirer l'attention. »

A côté de ces deux observations très-concluantes, nous croyons devoir citer ici un fait, non moins précis, consigné dans les *Archives générales de médecine* et mentionné par Sérary dans son excellente thèse.

Obs. X. — « Un jeune homme, âgé de 12 ans, est apporté à l'hôpital de Marseille avec un gonflement considérable de la jambe droite, survenu sans cause connue : douleur vive, profonde, venant par élancement; pas de rougeur à la peau. La jambe est placée dans une demi-flexion, appuyée sur sa face externe. Les antiphlogistiques employés avec activité, n'ayant pas amélioré l'état des parties malades, Moulaud, après un mûr examen, demande une couronne de trépan. Il fait d'abord aux téguments une incision cruciale vers le tiers inférieur du tibia; du point d'où la douleur paraissait s'irradier dans le membre ; puis il applique le trépan, et, lorsqu'il est à la partie moyenne de l'os, il donne issue à un large abcès ; une portion considérable du tibia se nécrose; dans un pansement même Mouland enleva toute la portion de l'os retirée au-dessous de l'incision. La plaie tendit alors à se cicatriser, un tissu de nouvelle formation remplaça les parties nécrosées, et, au bout de cinq mois, le malade pouvait marcher appuyé sur des béquilles. Plus tard, il sortit parfaitement guéri, sans raccourcissement du membre. »

Indépendamment du début possible de l'inflammation par le canal médullaire, ces observations viennent éclairer la pathologie de bien d'autres faits encore. La phlegmasie non-seulement ne commence pas toujours par le cartilage épiphysaire, mais elle peut même aller jusqu'à la purulence sans l'envahir. La suppuration du canal médullaire étant opérée (ostéomyélite de Chassaignac), c'est une erreur d'admettre une propagation constante de l'inflammation à l'articulation voisine. Cette propagation a fréquemment lieu soit à l'état d'ostéomyélite suppurée, soit à l'état d'ostéite plastique, mais qu'elle gagne l'articulation supérieure ou inférieure, elle ne peut être donnée comme symptôme pathognomonique. L'abcès de la moelle n'est pas infailliblement suivi de mort, quand bien même le chirurgien n'intervient pas ; le pus se creuse lui-même un passage à travers la diaphyse et rend ainsi le pronostic moins sombre. Nous avons déjà signalé dans plusieurs abcès d'ouverture spontanée, nous en voyons encore un très-bel exemple dans le fait suivant.

Obs. XII (recueillie dans le service de M. le Dr Turel, chirurgien en chef de l'hôpital de Grenoble). — « X..., âgé de cinq ans, berger, de bonne constitution et dans d'excellentes conditions hygiéniques entré à l'hôpital à la fin de mars 1878. Les renseignements relatifs au mode d'invasion de la maladie et à sa marche sont bornés à ce que raconte cet enfant, mais il n'est pas douteux que l'invasion a été prompte.

« A son arrivée, toute la jambe gauche est le siége d'un gonflement phlegmoneux, fluctuant; l'abcès est ouvert et l'on retire par l'incision de volumineux séquestre.

« Le 15 avril, en prenant le service, M. le Dr Turel trouve deux ouvertures à la peau, l'une vers le milieu de la face antérienre du membre, l'autre plus bas communiquant par un drain avec la première. A travers ces ouvertures on arrive sur le tibia dénudé et grâce aux orifices situés sur sa surface, on peut pénétrer avec le stylet jusque dans le canal; la temporisation n'était plus possible et l'opération fut décidée. Aprés l'anesthésie et l'application de l'appareil d'Esmarck, l'opérateur fait une incision qui met à découvert la face antérieure du tibia sur son trajet, après avoir repoussé à droite et à gauche le périoste épaissi et doublé d'aiguillettes osseuses. Plusieurs ouvertures font communiquer le canal médullaire avec la face périostale. Les parties de l'os comprises entre ces ouvertures et au-delà sont enlevées avec la gouge et le maillet et le canal est largement ouvert sur les 2/3 supérieurs de sa longueur. Ce conduit est rempli de fongosités auxquellles l'appareil hémostatique enlève une grande partie de leur coloration rouge et qui sont râclées avec la rugine d'Ollier, qui est portée dans l'extrémité supérieure de l'os, jusqu'au point que l'on ne croit pas pouvoir dépasser, sans ouvrir l'articulation fémoro-tibiale.

« Le canal est ruginé complétement et débarrassé de ses bourgeons charnus; aucune hémorrhagie ne se produit. Il fut très-facile au Dr Turel de constater que le canal médullaire était creusé exclusivement dans l'os ancien qui avait persisté; la rugine ne rencontrait là qu'un os dur et éburné, d'une vascularité normale. Cet os ancien formait aussi la partie de la paroi enlevée avec la gouge, seulement il était percé de trous qui faisaient communiquer l'intérieur de l'os avec le dehors. Un os nouveau vasculaire, très-spongieux et mou, se distinguant de l'os ancien avec une très-grande netteté, enveloppait ce dernier d'une couche épaisse et continue, d'un demi centimètre d'épaisseur.

Après l'opération qui n'a été en définitive qu'un curage du canal médullaire de l'os ancien, l'état du malade s'améliore peu à peu, des bourgeons charnus nouveaux comblent rapidement la cavité osseuse et la cicatrisation marche. Le tiers inférieur du tibia négligé avec intention dans la première opération, à cause de l'étendue déjà grande du traumatisme, dans les conditions défavorables où nous étions, vu l'état général, les craintes qu'inspirait le voisinage de l'articulation du genou, ce tiers inférieur complétement abandonné à lui-même du 20 avril au 1er août a été soumis au même traitement que la partie supérieure.

« Aujourd'hui, 1er octobre, la guérison peut être considérée comme complète. »

Et pourquoi l'issue de la collection purulente ne se ferait-elle pas aussi bien à travers la paroi de la diaphyse que par les extrémités du canal par où elle communique avec les articulations. Si elle se fait le plus souvent par là c'est que le passage est plus facile, c'est que le tissu spongieux est plus vasculaire et plus riche en éléments médullaires que le tissu compact et, par cela, l'inflammation progresse plus aisément. Mais, quand l'inflammation porte sur la diaphyse, surtout quand elle revêt cette forme d'ostéite raréfiante qui donne au tissu un aspect vermoulu, quand les canaux de Havers dilatés permettent aux vaisseaux un apport plus considérable, la constitution de la paroi compacte se rapproche de celle du tissu spongieux, la diaphyse s'amincit, se perfore et donne passage à l'abcès médullaire. L'anatomie rend à elle seule un compte exact de la marche de la lésion. Ce serait une grave erreur d'assimiler ces perforations inflammatoires qui sont une preuve de plus en faveur de l'ostéite, aux trous que l'on rencontre dans les couches osseuses, de nouvelle formation, qui enveloppent un séquestre volumineux et qui sont dus, suivant toute probabilité, à la destruction du périoste à leur niveau.

Nous venons d'étudier successivement l'inflammation du périoste, de l'os et de la moelle, nous avons vu qu'elle peut avoir tour à tour pour point de départ ces trois tissus séparément ; ce serait assurément refuser de se laisser guider par l'analogie que de nier la possibilité d'une invasion générale et contemporaine. Le siége de la phlegmasie est ce tissu médullaire qui va du périoste à la moelle à travers l'os, si la lésion peut commencer à l'intérieur comme à l'extérieur, pourquoi n'envahirait-elle pas à la fois tout le réseau, car, comme le dit M. le professeur Trélat, ces limites sont purement théoriques. C'est alors que la maladie se présente avec sa plus grande gravité ; le pus apparaît dans le canal médullaire aussi vite que dans le périoste, cette membrane est décollée sur une vaste étendue, le cartilage épiphysaire promptement décollé et les articulations atteintes. Le malade succombe souvent en peu de jours, comme dans l'observation VII. Mais ces cas ne sont heureusement pas en majorité ; le processus inflammatoire rarement borné à un seul tissu, s'étend plus ou moins loin sans qu'il soit possible, dans la plupart des cas, de le diagnostiquer en clinique.

Nous aurions encore beaucoup de choses à dire sur un sujet aussi vaste qu'intéressant, mais nous devons nous limiter aux proportions de ce travail. Avant de conclure cependant, qu'il nous soit permis de dire un dernier mos de cette kyrielle de noms, dont les auteurs ont doté ce affections. Qu'en reste-t-il? Tous, nous l'avons dit, sont en partie vrais, faux en partie ; l'abcès sous-périostique de Chassaignac et la périostite phlegmoneuse diffuse de Schutzemberger et Giraldès éliminent la moelle comme siége de l'affection; l'ostéité épiphysaire de M. Gosselin, juxta épiphysaire d'Ollier et de Gamet, l'ostéite de Sésary limitent au cartilage épiphysaire ou à l'os l'origine de la lésion ; les décollements épiphysaires de Klose ne peuvent servir à dénommer une maladie où on ne les voit que rarement. Le mot d'ostéomyélite lui-même, adopté par M. Lannelongue, professeur agrégé, tout général qu'il soit, ne peut être admis comme dénomination unique puisqu'il ne tient aucun compte de la lésion fréquente de la membrane périostale. Il est impossible d'accepter un de ces termes comme appellation générale. Il faut donc chercher ailleurs la solution de ce problème et ne vouloir pas faire jouer à un seul acteur trois rôles différents.

On nous objectera que ces distinctions de siége sont difficiles dans la pratique, la plupart du temps impossibles, au début surtout; que nous ne donnons aucun moyen d'arriver à ce diagnostic. Nous voulons bien reconnaître que la question a souvent des points obscurs et que la vérité anatomique n'est pas toujours évidente, mais s'ensuit-il qu'elle n'existe pas? Pour ce qui est des signes et des symptômes, nous laissons à d'autres plus expérimentés et plus instruits le soin de les décrire, à ceux à qui le savoir rend familière une étude aussi ardue. Il ne faut pas se dissimuler aussi, qu'indépendamment de la question clinique et thérapeutique, il en est une autre d'une certaine valeur, celle de la nomenclature, qui dot entrer en jeu ; la description d'une maladie sera d'autant plus laire que le langage employé sera plus précis, que les mots seront mieux adaptés aux choses. Qui peut mieux que des synonymies incomplètes grandir la difficulté.

Il ne nous reste plus qu'à formuler nos conclusions, les voici :

1° L'activité circulatoire et nutritive des os pendant l'enfance et l'adolescence les prédisposent beaucoup à l'inflammation suppurée.

2° Cette inflammation peut frapper isolément ou en commun le périoste, le tissu osseux proprement dit et la moelle.

3° Le cartilage intérépiphyso-diaphysaire et l'articulation voisine peuvent être atteints par l'inflammation, quel que soit son point de départ, mais ils peuvent aussi être respectés.

4° Il n'y a pas lieu de décrire sous un même nom des affections qui ont des caractères communs, mais aussi des caractères différentiels. Comme pour les adultes, il faut décrire chez les enfants une périostite, une ostéite et une ostéomyélite, tout en ajoutant que ces dernières peuvent emprunter aux données anatomiques et physiologiques deux caractères spéciaux : 1° la suppuration rapide et facile, une arthrite concomitante; 2° l'excitation simple et à distance du cartilage épiphysaire, d'où allongement; des altérations sérieuses, la destruction incomplète de ce cartilage, d'où arrêt sans développement en longueur et raccourcissement, enfin la destruction complète, d'ou décollement des épiphyses.

BIBLIOGRAPHIE

1831. Reynaud. — Inflammation du tissu médullaire des os. Archives générales de médecine. t. XXVI, p. 161.

1853. Chassaignac. — De l'ostéomyélite, Gaz. méd. de Paris, p, 505. Abcès sous-périostiques aigus.

1853. — Mémoires de la Société de chirurgie, t. IV, p. 281.

1853. Krug-Basse. — De la périostite aiguë. Strasbourg, thèse pour le doctorat, nº 292.

1855. Gerdy. — Sur l'inflammationdes os. In chirurgie pratique, 3ᵉ monographie, p. 80. Reproduit in Archives générales de médecine, numéros d'août et septembre 1853, 5ᵉ série, t. II.

1855. Wormser. — De la périostite. Strasbourg, thèse pour le doctorat, nº 344.

1856. Schutzemberger. — Gaz. méd. de Strasbourg du 21 juin, nº 6, p. 232.

1858. Bœckel. — De la périostite phlegmoneuse diffuse. Gaz. méd. de Strasbourg, p. 21.

1858. Hédoin. — De la périostite. Thèse pour le doctorat, Strasbourg, nº 420.

1858. Gosselin. — Ostéite épiphysaire des adolescents Archives générales de médecine, novembre.

1858. Klose. — Décollements épiphysaires. Archives générales de médecine, août.

1862. Augé. — Essai sur les abcès sous-périostiques. Paris, thèse pour le doctorat.

1862. Gamet. — Ostéopériostite juxta-épiphysaire. Paris, thèse pour le doctorat.

1865. Cruveilhier. — Sur les abcès douloureux des épiphyses. Paris, thèse pour le doctorat.

1867. Louvet. — De la périostite phlegmoneuse diffuse. Paris, thèse pour le doctorat.

1867. Masse. — Abcès sous-périostiques. Paris, thèse pour le doctorat.

1868. Aubry. — Fractures spontanées consécutives à la périostite phlegmoneuse diffuse. Strasbourg, thèse pour le doctorat, série III, nº 142.

1868. Droin. — Ostéopériostite. Paris, thèse pour le doctorat.

1869. Giraldès.— De la périostite phlegmoneuse diffuse. Cliniques sur les maladies chirurgicales des enfants, p. 588.

1869. Martin. — De la périostite phlegmoneuse aiguë. Paris, thèse pour le doctorat.

1870. SÉSARY. — De l'ostéite aiguë chez les enfants et les adolescents. Paris, thèse pour le doctorat.

1871. SALÈS. — Ostéopériostite diaépiphysaire suppurée de l'adolescence. Paris, 24 août, thèse pour le doctorat.

1871. CULOT. — De l'inflammation primitive aiguë de la moelle des os. Paris, thèse pour le doctorat.

1873. SPILLMANN. — Revue critique des différentes formes d'ostéite aiguë, Archives générales de médecine, 6e série, t. XXI, p. 600.

1878. GOSSELIN. — Dict. de méd. et chir. pratiques, t. XXV, p. 285.

Bulletin de la Société anatomique.

1834. VALLEIX. — 2e édit. Bul. nº 7, p. 148.

1841. TAVIGNOT. — Bul. nº 6 (août), p. 171.

1848. COURTIN. — Bul. nº 1, p. 36.

1854-56. FOUCHER. — Bul. nº 8, p. 233, mai 1856, p. 175.

1855. FOURNIER. — Bul. nº 11, p. 58.

1855. NÉLATON. — Bul. nº 12 (décembre), p. 515.

1858. ALLAUX. — 2e série, t. III (juin), p. 557.

1860. CHALVET. — 2e série, t. V (juillet), p. 277.

1862. CHIPAULT. — 2e série, t. VII (décembre), p. 446.

1864. HENROT. — 2e série, t. 9 (avril), p. 141 et 146.

1865. PETIT. — 2e série, t. X (mai), p. 326, 330, (juin) p. 442, (août) p. 586.

1865. GADAUD. — 2e série, t. X (mars), p. 180.

1866. MOLINIER. — 2e série, t. II (juin), p. 306.

Bulletin de la Société de chirurgie.

1855. LENOIR. — T. VI (30 avril), p. 487.

1857-58-61. MARJOLIN. — T. VIII (24 mars), p. 339. — T. VII (1er avril), p. 429. — 2e série, t. II (24 avril), p. 260.

1859. BROCA. — T. X (20 octobre), p. 187.

1863. VERNEUIL. — 2e série, t. IV (4 février), p. 28.

1864. HUREL. — 2e série, t. V (6 janvier), p. 5.

1875. DUPLAY. — 13 octobre.

1875. TRÉLAT. — P. 475.

Bulletin de l'Académie de médecine.

1871. VERNEUIL. — Virus traumatique et sepsine, p. 230.

1875. GIRALDÈS. — Sur un point du traitement de la périostite phlegmoneuse diffuse, p. 45.

1878. LANNELONGUE. — Ostéomyélite de la croissance, 28 mai.

1878. PANAS. — Rapport, 17 décembre.

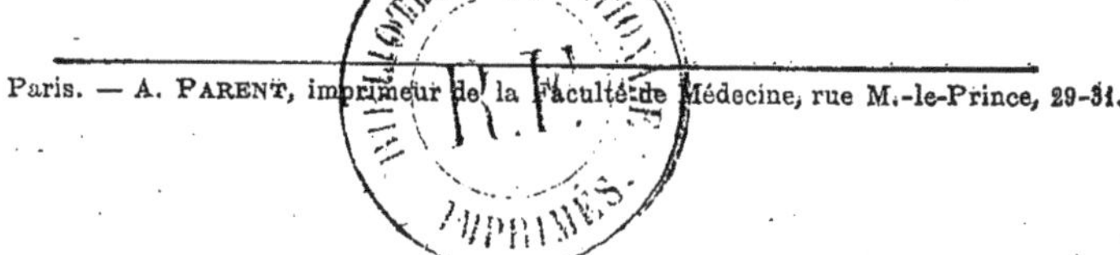

Paris. — A. PARENT, imprimeur de la Faculté de Médecine, rue M.-le-Prince, 29-31.

www.ingramcontent.com/pod-product-compliance
Ingram Content Group UK Ltd.
Pitfield, Milton Keynes, MK11 3LW, UK
UKHW021145230726
13926UKWH00002B/943

9 782014 088922